ALEXANDER HOHENEDER | THOMAS MÜNCH

CORE.
POWER.

Das Training
für harte Kerne

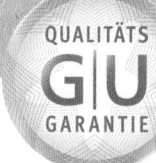

DIE
GU-QUALITÄTS-
GARANTIE

Wir möchten Ihnen mit den Informationen und Anregungen in diesem Buch das Leben erleichtern und Sie inspirieren, Neues auszuprobieren. Bei jedem unserer Produkte achten wir auf Aktualität und stellen höchste Ansprüche an Inhalt, Optik und Ausstattung. Alle Informationen werden von unseren Autoren und unserer Fachredaktion sorgfältig ausgewählt und mehrfach geprüft. Deshalb bieten wir Ihnen eine 100 %ige Qualitätsgarantie.

Darauf können Sie sich verlassen:
Wir legen Wert darauf, dass unsere Gesundheits- und Lebenshilfebücher ganzheitlichen Rat geben. Wir garantieren, dass:
- alle Übungen und Anleitungen in der Praxis geprüft und
- unsere Autoren echte Experten mit langjähriger Erfahrung sind.

Wir möchten für Sie immer besser werden:
Sollten wir mit diesem Buch Ihre Erwartungen nicht erfüllen, lassen Sie es uns bitte wissen! Wir tauschen Ihr Buch jederzeit gegen ein gleichwertiges zum gleichen oder ähnlichen Thema um. Nehmen Sie einfach Kontakt zu unserem Leserservice auf. Die Kontaktdaten unseres Leserservice finden Sie am Ende dieses Buches.

GRÄFE UND UNZER VERLAG
Der erste Ratgeberverlag – seit 1722.

INHALT

THEORIE

WAS IST CORE TRAINING?   6

PRAXIS

TRAINING PHASE 1   16
- Y- und T-Armlift   18
- Quadruped Rocking   19
- Dead Bug Easy   20
- Plank Frontal   21
- Plank Lateral   21
- Bridge Physioball Easy   22
- Hip Crossover Easy   23
- The World's Longest Stretch   24
- Lunge Forward Easy   26
- Inverted Hamstring Stretch   27
- Lunge Lateral Static   28
- Quadriceps Stretch   29
- Bound Linear Miniband   30
- Bound Lateral Miniband   31
- Crunch Physioball   32
- Lunge Backward Easy   32
- Push-up Physioball Easy   33
- Bridge One Leg   34
- Side Rolls Physioball   35
- Rows Easy   35
- Mountain Climber   36
- Quarter Squat Jumps   37

TRAINING PHASE 2   38
- Reach and Roll Physioball   40
- Miniband Straight Knee   41
- Plank Spiderman   42
- Plank Lateral Dynamic   43
- Dead Bug with Arms   44
- Hip Crossover Medium   45
- Bridge Physioball Medium   46
- Lunge Backward Medium   47
- Handwalk   48
- Lunge Lateral Marching   49
- Leg Cradle   50
- Bound Linear   51
- Bound Lateral   51
- Lunge Forward Medium   52
- Knee Tuck Physioball   53
- Leg Curls Physioball   54
- Push-up Physioball Medium   55
- Russian Twist Physioball   56
- Rows Medium   57
- Knee Tuck Jumps   58
- Squat Jumps   59

ZUM NACHSCHLAGEN
Register   60
Bücher und Adressen,
die weiterhelfen   62
Impressum   64

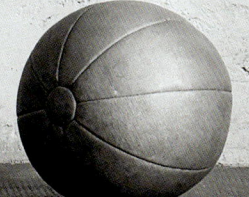

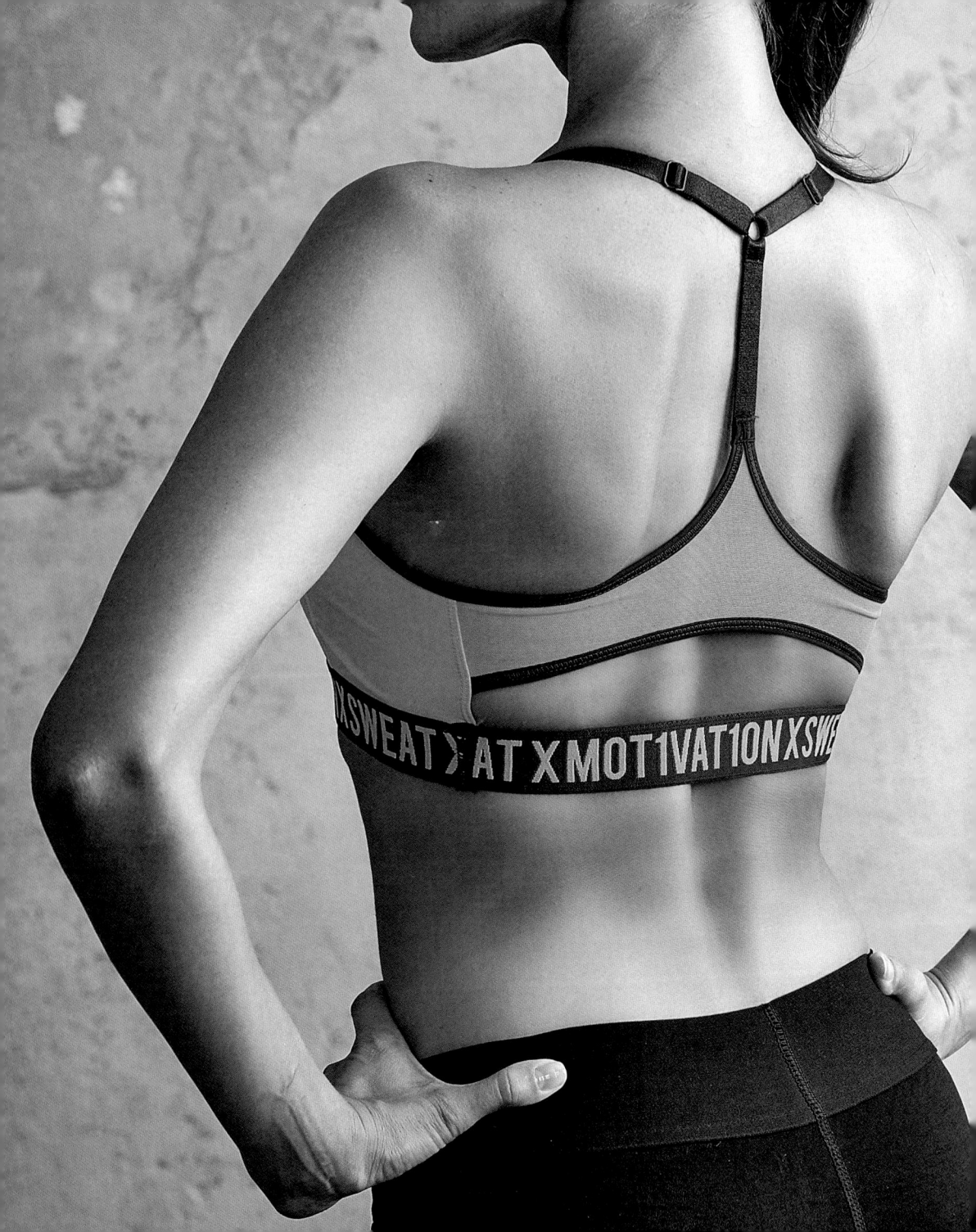

THEORIE

WAS IST CORE TRAINING?

»MEINE STÄRKE KOMMT AUS MEINEM BAUCH. DORT LIEGEN DER KÖRPERSCHWER- PUNKT UND DIE QUEL- LE WIRKLICHER KRAFT.« DIESES ZITAT VON BRUCE LEE ER- SCHEINT WIE EIN WERBESLOGAN FÜR CORE TRAINING. PRO- BIERE ES DOCH EIN- FACH SELBST AUS!

Core Training ist ein funktionelles Ganzkörpertraining, das den Fokus auf die Stärkung der Rumpf- und Tiefenmuskula- tur legt. Damit sind aber nicht nur Bauch und Rücken ge- meint. Der Core umfasst den gesamten Bereich zwischen Hüfte und Schultern. Ein Profigolfer schlägt einen Golfball nicht allein durch seine Armkraft bis zu 400 Meter weit. Die Kraft und Energie dafür entspringt seinem Core und wird von dort an seine Arme und den Schläger weitergegeben.

Der Rumpf ist Dreh- und Angelpunkt unseres Körpers. Beim Core Training führen daher Arme und Beine Bewegungen aus, während der Rumpf ruhig und stabil bleibt – ganz im Ge- gensatz zum klassischen Gerätetraining, bei dem sehr häufig in sitzender Position trainiert und der Körper durch das Gerät

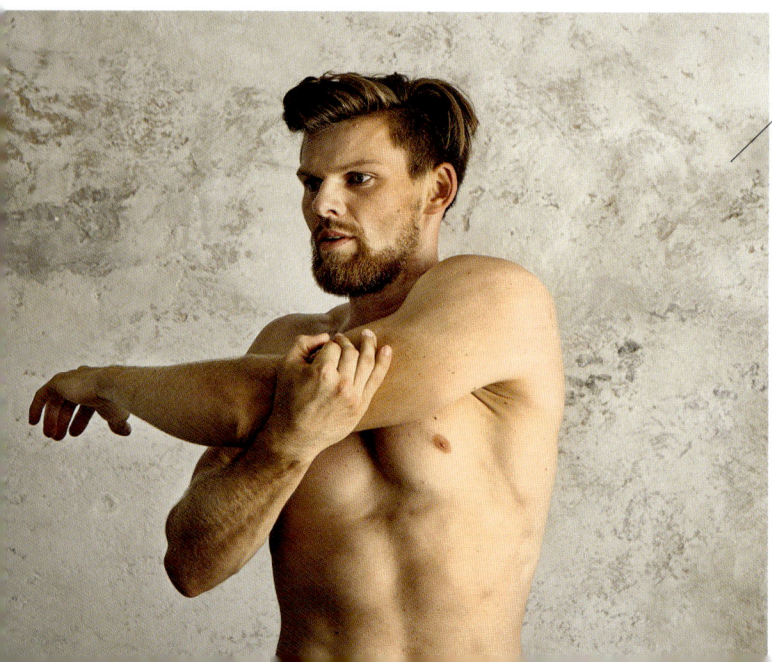

Du willst leistungsfähi- ger sein? Schlanker, fitter und sportlicher aussehen? Mit Core Training schaffst du das alles. Denn es verleiht dei- nem Körper Stabilität, Kraft und straffe Konturen.

stabilisiert wird. Dabei bewegen sich die Menschen ohnehin schon immer weniger. In der Arbeit sitzen sie vor dem PC und in der Freizeit vor dem Fernseher. Warum sollten sie auch noch im Sitzen Sport treiben?

WAS BRINGT DAS TRAINING?

Beim Core Training absolvierst du in schneller Abfolge viele Übungen – ohne große Pausen. Da immer mehrere Muskelgruppen gleichzeitig arbeiten, ist die Intensität sehr hoch und dein Puls bleibt auf einem konstant hohen Level. Dadurch wirst du nicht nur kräftiger, sondern verbrennst auch viele Kalorien. Fettmasse wird in Muskelmasse umgewandelt und diese erhöht wiederum deinen Energieumsatz. Du wirst schlanker, straffer und athletischer.

Das Core Training zielt nicht darauf ab, massige Muskelberge zu formen, sondern ausbalancierte, athletische Körper. Es verbessert sowohl deine Kraft als auch deine Ausdauer. Durch die Vielzahl an Dehnungs- und Mobilitätsübungen zu Beginn des Trainings wird dein Körper außerdem beweglicher und flexibler. Das Becken wird gelockert und aufgerichtet. Deine Muskeln werden elastischer, was deine Körperhaltung optimiert und dadurch indirekt dein Körpergefühl verbessert und dein Selbstvertrauen stärkt. Durch das Training mit dem eigenen Körpergewicht auf Bällen oder instabilem Untergrund wird zudem deine tief liegende Muskulatur gezielt gestärkt. Nicht zuletzt werden bei körperlicher Aktivität Glückshormone ausgeschüttet, die für weniger Stress und mehr Wohlbefinden sowie Energie sorgen. Selbst wenn das Training anfangs vielleicht nur Mittel zum Zweck ist, um abzunehmen oder fitter zu werden: Mit der Zeit wird es zur Routine und macht immer mehr Spaß. Du wirst merken, dass du dich danach besser fühlst und mental ausgeglichener bist. Du bist zwar ausgepowert, aber zufrieden und stolz darauf, dein Bestes gegeben zu haben. Das motiviert fürs nächste Training und gibt dir zusätzliche Energie für den Alltag.

Ein weiterer wichtiger Aspekt ist die Erhaltung (Prävention) und Wiederherstellung (Rehabilitation) der Gesundheit. Core Training hilft gegen Schmerzen entlang der Wirbelsäule, zum Beispiel gegen Nackenverspannungen und Rückenschmerzen.

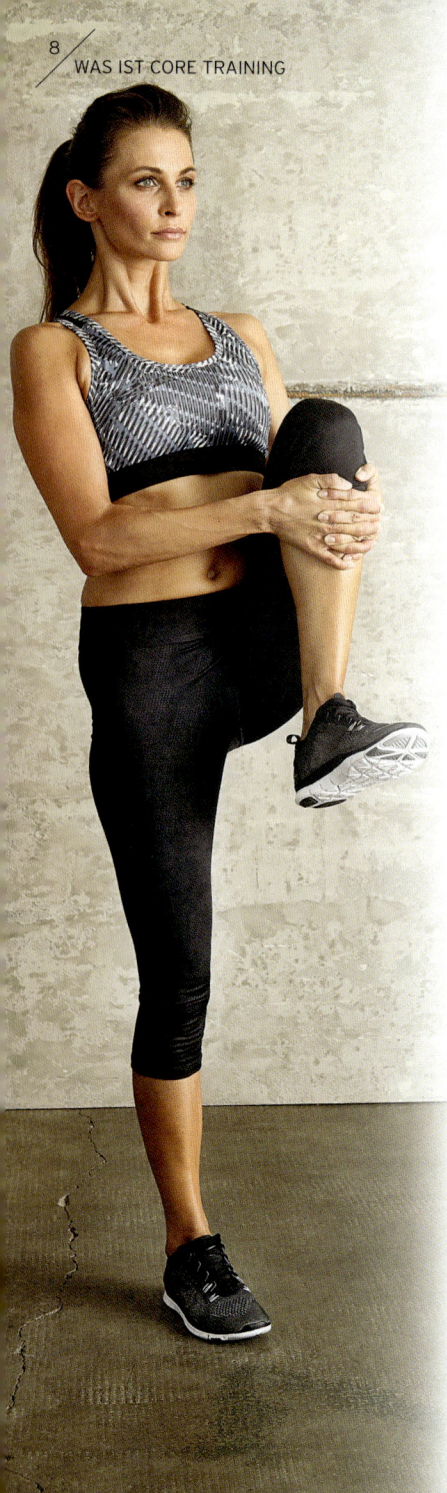

Zudem schützt es deine Gelenke wie Hüft-, Knie- und Sprunggelenk, indem es die stabilisierende Tiefenmuskulatur kräftigt. Ist diese nicht kräftig genug, müssen passive Strukturen wie die Bandscheiben oder Menisken ihre Arbeit übernehmen – was sie dauerhaft überlastet, während die vernachlässigte Muskulatur noch schwächer wird. Das Resultat: akute oder chronische Schmerzen. Durch ein konstantes und zielgerichtetes Core Training kannst du langfristig deine Gesundheit erhalten und Schmerzen vermeiden oder reduzieren.

FÜR WEN IST ES GEDACHT?

Core Training wurde ursprünglich für Spitzensportler konzipiert. Alle Profisportler trainieren nach dem Core-Trainingsprinzip, um den hohen Belastungen im Leistungssport möglichst lange standhalten zu können. Core Training hat sich aber längst auch als funktionelles Training im Freizeitsport etabliert. Denn aufgrund seiner Variabilität ist es wirklich für jeden geeignet, wobei du natürlich immer deinem Alter und Fitnesslevel entsprechend trainieren solltest.

In welchen Bereichen des Lebens dir das Core Training weiterhelfen kann? Einfache Antwort: in allen! Ob beim Treppensteigen, beim Tragen von schweren Wasserkisten oder wenn du Stunde um Stunde am Schreibtisch sitzen musst. Genauso wirst du höhere Berge leichter erklimmen, beim Joggen längere Strecken zurücklegen oder deine Lieblingstour mit dem Mountainbike schneller bewältigen als zuvor.

BESSER IM SPORT

Du willst dich in deiner Sportart verbessern oder allgemein sportlicher werden? Im Core Training wirst du viele neue Bewegungen (kennen)lernen, aber auch altbekannte wiederfinden. Viele davon hast du wahrscheinlich als Kind ganz selbstverständlich gemacht, zum Beispiel Sprünge und komplexe Bewegungen, die deine Balance und Koordination verbessern. Wenn du diese wieder aufnimmst, fällt es dir leichter, neue Sportarten zu erlernen.

WIE FUNKTIONIERT ES?

Funktionell zu trainieren bedeutet, nicht wie an vielen Kraftgeräten üblich einzelne Muskeln isoliert zu trainieren, sondern Muskelketten, die über mehrere Gelenke verlaufen. Entscheidend ist das Zusammenspiel der Muskeln. Eine Kiste Wasser hebst du schließlich auch nicht nur mit dem Bizeps hoch. Ein Fußballer benötigt beim Schuss weitaus mehr als seine Bein- und Fußmuskulatur. Genauso arbeiten bei einem Liegestütz mehr als 20(!) Muskeln zusammen.

Eine Beinpresse ist zwar mehrgelenkig, aber nicht funktionell, weil der Sportler selbst keine Stabilität aufbauen muss. Stattdessen wird er durch das Gerät stabilisiert. Bei einer Kniebeuge im freien Stand hingegen bekommt er keine Führung und muss selbst für Stabilität sorgen. Auch wenn die Kniebeuge vornehmlich die Bein- und Gesäßmuskulatur stärkt, ist der Trainierende bei der Ausführung gezwungen, aktiv seine Rumpfmuskulatur anzuspannen, um die Balance zu halten und den gesamten Bewegungsablauf in perfekter Körperhaltung zu absolvieren.

An so einer Kniebeuge lässt sich gut erkennen, dass das funktionelle Core Training weitaus intensiver und zugleich effizienter ist als das klassische Gerätetraining. Der Zeitaufwand ist ebenfalls geringer, da man die Übungen möglichst ohne Pausen absolvieren soll. Fürs Core Training benötigst du außerdem nur wenig Platz und kaum Equipment. Daher lässt es sich leicht zu Hause durchführen. Es besteht kaum Verletzungsgefahr, da man meist »nur« mit seinem eigenen Körpergewicht trainiert. Und weil das Core Training als Ganzkörpertraining keine einzelnen Körperteile überlastet, kannst du auch häufiger trainieren, ohne ein Übertraining zu riskieren.

DER TRAININGSAUFBAU

Eine Core-Trainingsstunde besteht aus fünf Phasen:

- **Prevention:** Hier werden deine Stabilität, Kraft und Beweglichkeit gefordert.
- **Movement Preparation:** Stärkt deine Balance, Kraft, Koordination, Stabilität und Beweglichkeit.
- **Explosive Jumps:** Verbessern deine Balance, Stabilität, Explosivkraft und Koordination.

TIEFENMUSKULATUR FORDERN

Für die Intensität des Functional Training gilt: Je instabiler der Untergrund, desto funktioneller ist die Übung. Denn das Workout auf einem Pad oder Gymnastikball fordert auch die kleinen und tief liegenden Muskelgruppen, ohne die die Übung nicht korrekt ausgeführt werden kann.

- **Strength:** Damit trainierst du Oberarme, Brust, Schultern, Rücken, Po, vordere und hintere Oberschenkel, die Waden und noch viele kleine stabilisierende Muskeln.
- **Endurance – High Intensity Interval Training:** Verbessert deine Kondition und verbrennt zusätzliche Kalorien.

Das Ziel des Core Trainings ist es, alle Übungen in der vorgegebenen Reihenfolge ohne Pausen zu absolvieren. Dadurch wird es zu einem Intervall-Krafttraining und du verbesserst dich in deiner Kraft, Stabilität, Beweglichkeit und Kondition. Anfangs erscheint es fast unmöglich, alle Übungen ohne Pausen durchzuführen. Versuche es trotzdem, so schnell es geht. Nur wenn du eine Übung nicht mehr sauber durchführen kannst, machst du eine Pause. Denn das Wichtigste ist eine saubere Technik, erst dann kommt die Geschwindigkeit.

Aber keine Angst, dein Körper passt sich schnell an und es wird von Woche zu Woche leichter. Deshalb kommt nach drei Wochen ein neuer Plan auf dich zu. So lange dauert es, bis dein Körper sich an die Übungen gewöhnt hat.

DIE EINZELNEN PHASEN

Du kannst dir immer noch nicht genau vorstellen, was auf dich zukommt? Hier erfährst du es.

Prevention: Zum Aufwärmen machst du Präventions- und Rehaübungen. Dadurch wird dein Körper vor Verletzungen geschützt und eventuell vorhandene Defizite werden behoben

3-WOCHEN-PLÄNE

- **Du findest im Praxisteil dieses Buches Übungen für zwei aufeinander aufbauende Trainingsphasen.**
- **Um sicherzustellen, dass du gut auf Phase 2 vorbereitet bist, steigt die Wiederholungszahl innerhalb der ersten Phase von Woche zu Woche.**
- **Es genügt, wenn du zweimal pro Woche trainierst. Wenn du sehr motiviert bist, kannst du den Plan auch drei Tage pro Woche absolvieren. Wichtig: Zwischen zwei Trainingseinheiten solltest du mindestens einen Tag pausieren, damit sich dein Körper erholen kann.**

(speziell die Wirbelsäule, Hüften und Schultern sind sehr anfällig für Verletzungen). Durch eine Kombination aus Mobilisation, Stabilisation und leichter Kräftigung beugst du Schmerzen vor. Zugleich bereitest du deinen Körper auf die nächste Phase des Trainings vor.

Movement Preparation: Der zweite Teil des Aufwärmens setzt den Schwerpunkt auf aktives Stretching und Kräftigen der Muskulatur. Herzfrequenz, Durchblutung der Muskeln und Körperkerntemperatur steigen. Die Übungen zwingen dich, auch kleine, meist untrainierte Muskelpartien zu aktivieren. Die benötigst du, um die Balance zu halten und die Bewegung trotzdem sauber durchzuführen. Dein Körper wird durch die komplette »Range of Motion« geführt. Das heißt, die Winkel in den Gelenken werden ganz ausgereizt – als Vorsorge, damit du dich im Krafttraining nicht verletzt.

Explosive Jumps: Damit du mehr Power entwickeln und einfacher über Hindernisse springen kannst, besteht die dritte Phase aus einfachen Sprungkraftübungen. Der Trick dabei ist, dass du mit maximaler Kraft abspringst. Es sind nicht viele Wiederholungen, denn Sprungkraft ist nicht ungefährlich für deine Gelenke. Wenn du es übertreibst oder die Technik auf der Strecke bleibt, steigt die Verletzungsgefahr erheblich.

Strength: Im Kraftteil arbeitest du an deiner Stärke und Körperspannung. Um wirklich alle Muskelpartien anzusprechen, haben wir das Krafttraining so eingeteilt, dass du mit dem Oberkörper immer ziehen und drücken musst. Das Gleiche gilt für die Beine. Praktisch: Die Beinübungen sind gleichzeitig Rückenübungen. Zusätzlich machst du noch eine Bauchmuskelübung und eine Rotationsübung, um neben den geraden auch die schrägen Bauchmuskeln zu trainieren.

Endurance – High Intensity Interval Training: Da nicht jeder einen Stepper oder ein Fahrrad zu Hause hat, haben wir uns für ein kurzes, dafür knackiges Intervalltraining als Ausdauerkomponente entschieden. Du musst dafür 20 Sekunden lang eine Übung durchführen, dann hast du zehn Sekunden Pause. Das Ganze wiederholst du achtmal. Eine Intervalleinheit dauert also vier Minuten. Das klingt nach wenig, ist aber sehr anstrengend. Wenn du nicht total außer Puste bist, hast du dich nicht genug angestrengt. Das Ziel: Pro 20 Sekunden so

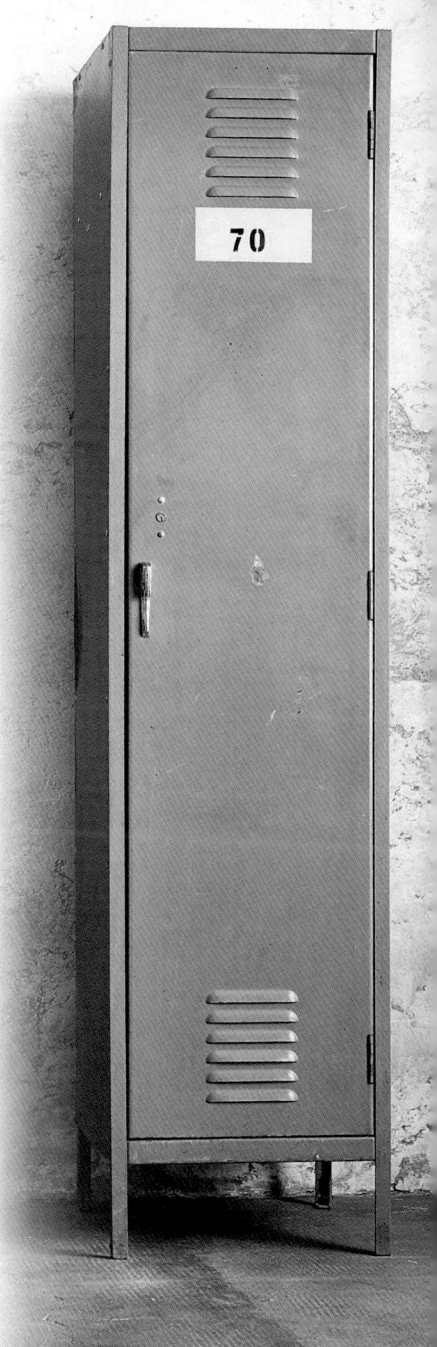

viele Wiederholungen wie nur möglich zu schaffen. Wohlgemerkt in sauberer Technik! Wenn du zu müde wirst, um die Übung sauber durchzuführen, musst du pausieren.

AUCH DIE REGENERATION IST WICHTIG

Nach einer anstrengenden Trainingseinheit solltest du als Erstes versuchen, deine Energiespeicher wieder aufzufüllen. Stark übertrieben formuliert machst du während des Trainings nämlich deine Muskelstrukturen kaputt und zwingst dadurch deinen Körper, sie in der Regenerationsphase verbessert neu zusammenzubauen. Wenn du jetzt nichts trinkst oder isst, schaltet dein Körper in den Notmodus. Er versucht dann die Energie, die er braucht, um die Muskelspeicher wieder aufzufüllen, aus sich selbst zu ziehen. Leider ist die am schnellsten zugängliche Energiequelle im Körper der Muskel selbst. Das heißt: Wenn du nicht für Energienachschub sorgst, baust du Muskeln ab statt auf.

Wer clever ist, trinkt gleich in den ersten zehn Minuten nach dem Core Training einen Eiweißshake. Der Körper kann in

KALT DUSCHEN

Wir raten dir, nach dem Training kalt zu duschen. Warum? Muskelkater ist einfach formuliert die Folge von mikroskopisch kleinen Verletzungen im Muskel. Durchs Duschen hältst du den Muskelkater so gering wie möglich, weil die Kälte Entzündungen unterdrückt.

DAS BENÖTIGST DU

Damit du die Trainingspläne ohne Einschränkungen durchführen kannst, brauchst du folgendes Equipment:

- Gymnastikmatte
- Gymnastikball (bei einer Körpergröße bis 170 cm sollte der Ball 55 cm Durchmesser haben, ab 170 cm einen Durchmesser von 65 cm)
- Miniband (je nach Hersteller sollte die Bandstärke »mittel« oder »schwer« sein)
- Theraband (auch hier je nach Hersteller in »mittel« oder »schwer«)
- Slides (du kannst ersatzweise auch ein Handtuch verwenden, um Rutschübungen zu machen)
- Auf Hanteln haben wir in unseren Trainingsplänen absichtlich verzichtet, weil nicht jeder mit allen Gewichten ausgerüstet ist, die für die unterschiedlichen Übungen notwendig wären.

dieser kurzen Zeitspanne das Eiweiß nämlich direkt an den Muskel liefern, wo es sofort für den Muskelaufbau verwendet wird. Das Verhältnis von Kohlenhydraten zu Eiweiß ist dabei 2:1, auf etwa 50 Gramm Kohlenhydrate kommen also rund 25 Gramm Eiweiß.

Innerhalb einer Stunde nach dem Training solltest du dann noch eine normale Mahlzeit aus Kohlenhydraten, Eiweiß und gesunden Fetten zu dir nehmen. In dieser Zeit kann der Körper die Energie besonders schnell umwandeln und dorthin transportieren, wo sie gebraucht wird.

An trainingsfreien Tagen empfiehlt sich lockeres Ausdauertraining auf dem Fahrrad und eine Warm-Kalt-Dusche. Dadurch wird die Durchblutung angeregt und giftige Stoffe werden schneller abtransportiert. Zusätzlich kannst du mit einer Faszienrolle deine Muskeln massieren, die Faszien lockern und die Durchblutung anregen.

ERNÄHRUNG

Core Training ist das ideale Workout, wenn du abnehmen möchtest. Mach aber auf keinen Fall gleichzeitig eine Low-Carb-Diät. Der Körper braucht Kohlenhydrate, vor allem wenn du Sport machst. Der sicherste Weg, um wirklich effizient abzunehmen, ist, eine der vielen Apps zu ziehen. Dort gibst du deine Daten wie Alter, Gewicht etc. ein und suchst aus, wie sportlich aktiv du bist. Die App errechnet dir dann, wie viele Kalorien du am Tag brauchst.

Um dein Gewicht zu reduzieren, solltest du maximal 500 Kalorien weniger pro Tag zu dir nehmen. Verzichtest du auf mehr als diese 500 Kalorien, greift der Körper wieder auf die Muskelmasse als Energielieferant zurück und du verlierst Muskeln, statt sie aufzubauen. Idealerweise nimmst du am Tag etwa 1,8 Gramm Eiweiß pro Kilogramm Körpergewicht zu dir. Eiweiß ist für das Muskelwachstum wichtig. Ein gutes Verhältnis von Kohlenhydrat, Eiweiß und Fett wäre 50:25:25. Gib dann drei Wochen lang jeden Tag exakt in die App ein, was du isst und trinkst. Versuche dabei, nicht über dein Kalorienziel hinauszuschießen. So verschaffst du dir einen guten Überblick über deine Ess- und Trinkgewohnheiten, entdeckst, wo deine Fehler liegen, und kannst diese abstellen.

SCHLANK DURCH MEHR MUSKELN

Muskeln formen und definieren deinen Körper nicht nur, sondern helfen dir auch beim Abnehmen. Denn sie erhöhen den Grundumsatz. Grob gesagt, verbrennst du pro Kilo Muskelmasse etwa 100 Kalorien jeden Tag mehr. Einfach so.

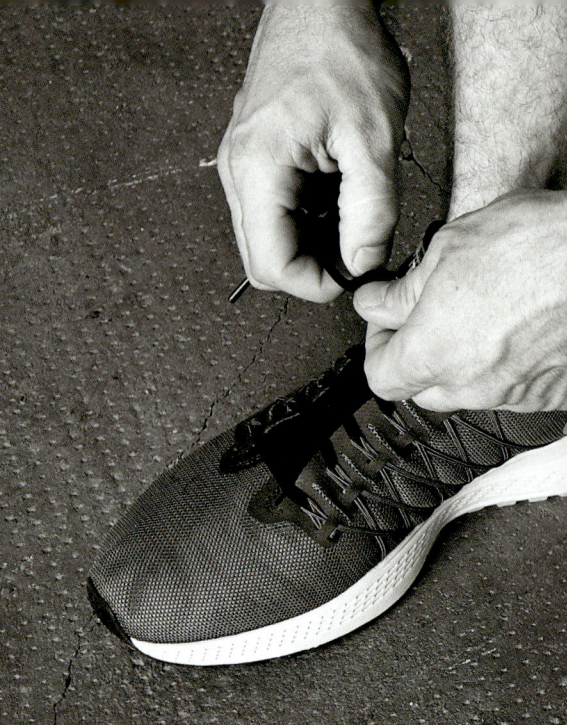

PRAXIS

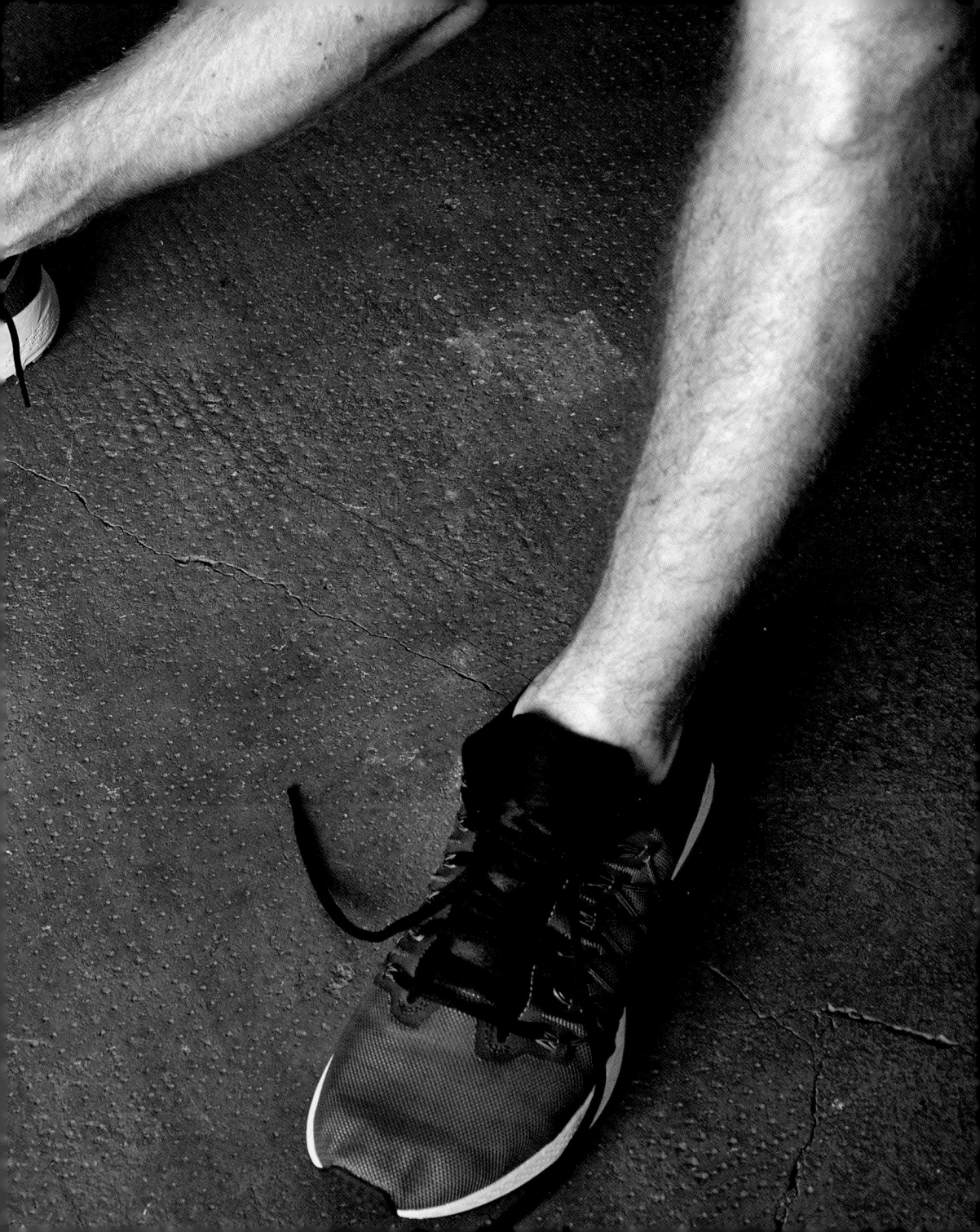

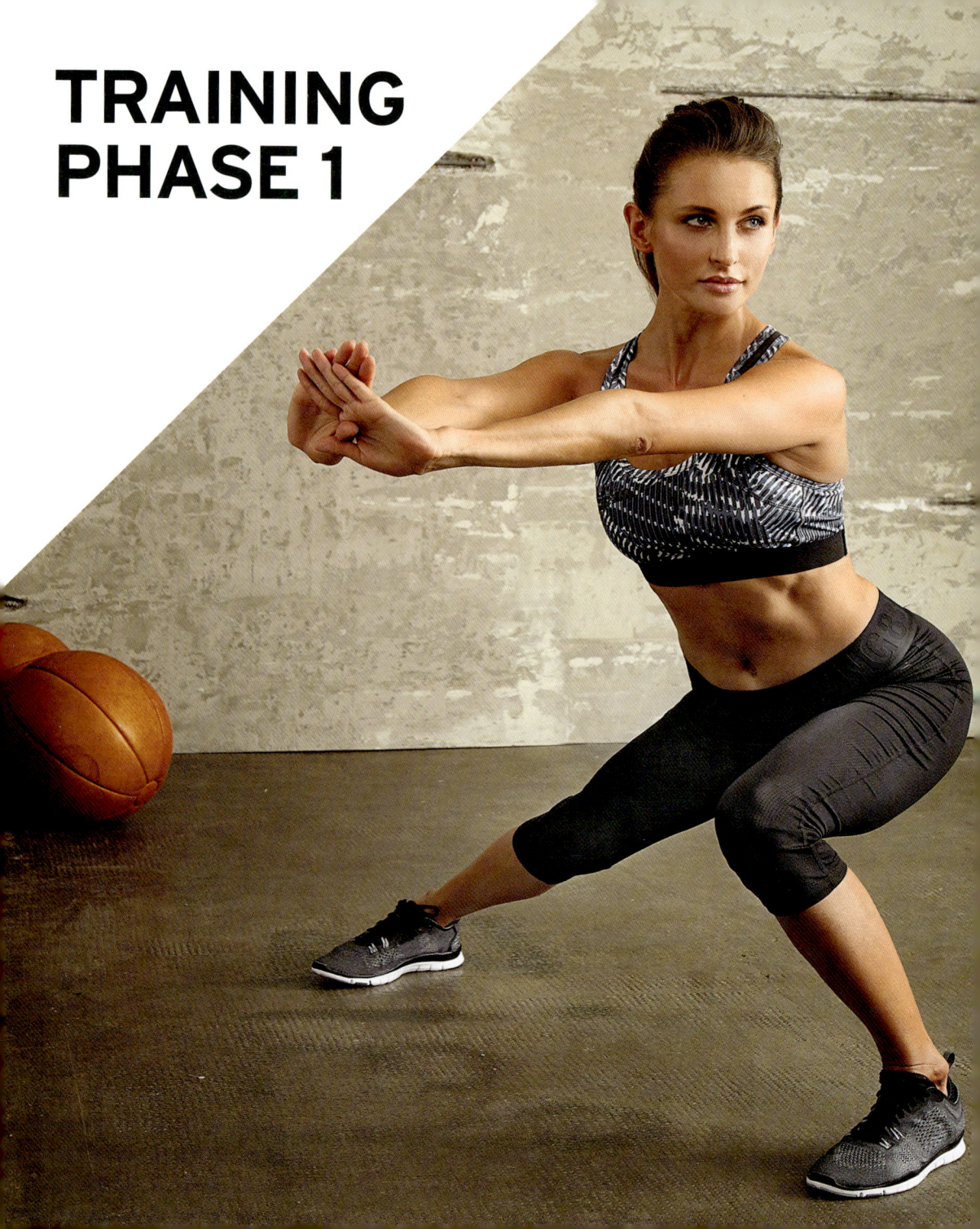

TRAINING PHASE 1

Die erste Phase des Trainings dient dazu, dich mit den Bewegungsabläufen des Core Trainings vertraut zu machen. Du wirst die richtigen Techniken erlernen und mit jeder Woche die Intensität steigern. Nach drei Wochen solltest du diesen Plan perfekt durchführen können:

AUF EINEN BLICK: PHASE 1

Prevention
- Y-Armlift (▶ Seite 18; WH 8/10/12)
- T-Armlift (▶ Seite 18; WH 8/10/12)
- Quadruped Rocking (▶ Seite 19; WH 6/8/10)
- Dead Bug Easy (▶ Seite 20; WH 8/10/12)
- Plank Frontal (▶ Seite 21; WH 25 sec/35 sec/45 sec)
- Plank Lateral (▶ Seite 21; WH 25 sec/35 sec/45 sec)
- Bridge Physioball Easy (▶ Seite 22; WH 8/10/12)
- Hip Crossover Easy (▶ Seite 23; WH 6/8/10)

Movement Preparation
- The World's Longest Stretch (▶ Seite 24 f.; WH 4/5/6)
- Lunge Forward Easy (▶ Seite 26; WH 4/5/6)
- Inverted Hamstring Stretch (▶ Seite 27; WH 4/5/6)
- Lunge Lateral Static (▶ Seite 28; WH 4/5/6)
- Quadriceps Stretch (▶ Seite 29; WH 4/5/6)

Explosive Jumps
- Bound Linear Miniband (▶ Seite 30; WH 4/5/6)
- Bound Lateral Miniband (▶ Seite 31; WH 4/5/6)

Strength
Zirkel 1:
- Crunch Physioball (▶ Seite 32; WH $2 \times 10/2 \times 12/3 \times 15$)
- Lunge Backward Easy (▶ Seite 32; WH $2 \times 10/2 \times 12/3 \times 15$)
- Push-up Physioball Easy (▶ Seite 33; WH $2 \times 10/2 \times 12/3 \times 15$)
Zirkel 2:
- Bridge one Leg (▶ Seite 34; WH $2 \times 8/2 \times 10/3 \times 12$)
- Side Rolls Physioball (▶ Seite 35; WH $2 \times 8/2 \times 10/3 \times 12$)
- Rows Easy (▶ Seite 35; WH $2 \times 8/2 \times 10/3 \times 12$)

Endurance – High Intensity Interval Training
- Mountain Climber (▶ Seite 36; WH 4×20 sec)
- Quarter Squat Jumps (▶ Seite 37; WH 4×20 sec)

WICHTIG
- Führe alle Übungen ohne Pause durch. Die Übungen innerhalb der Zirkel absolvierst du ebenfalls möglichst ohne Pause, anschließend wiederholst du die gleiche Abfolge.
- Du absolvierst immer beide Zirkel. Auch hier gilt: Beim Wechsel von Zirkel 1 auf Zirkel 2 möglichst keine Pause machen.
- Steigere die Wiederholungszahl (WH) wie angegeben mit jeder Trainingswoche.
- Atme bei Anstrengung aus, bei Entspannung ein.

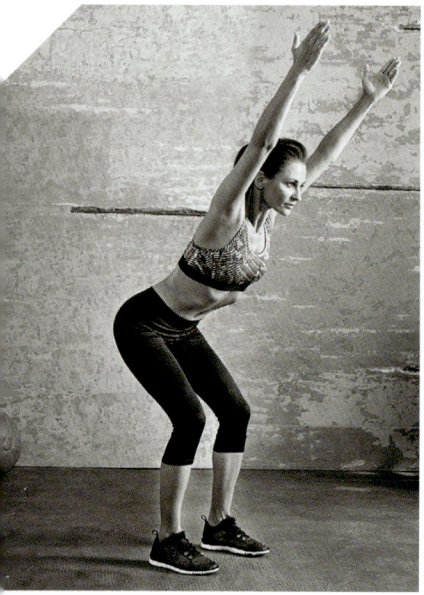

Y-ARMLIFT

Diese Warm-up-Übung verbessert deine Haltung und kräftigt deine Schultern sowie den oberen und den unteren Rücken.

1 Deine Fußstellung ist hüftbreit. Die Knie sind leicht gebeugt, das Gesäß leicht nach hinten geschoben. Neige den Oberkörper nach vorne und halte dabei den Rücken gerade. Deine Arme hängen nach unten.

2 Ziehe deine Schulterblätter nach hinten unten und hebe die Arme leicht geöffnet nach vorne an. Leite die Bewegung mit den Schulterblättern ein, nicht mit den Armen. Deine Arme bilden jetzt eine Y-Form, die Daumen zeigen nach oben (Bild oben). Dann senkst du die Arme wieder und lässt die Schulterblätter locker.

3 Wiederhole die Übung in der ersten Woche 8-mal, in der zweiten Woche 10-mal und in der dritten Woche 12-mal.

T-ARMLIFT

Mit dieser Variante geht das Warm-up weiter.

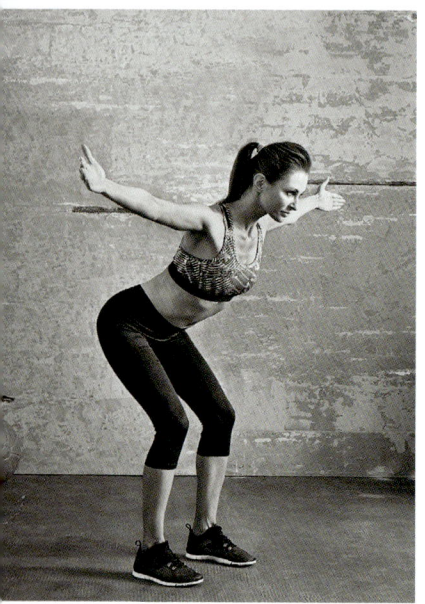

1 Die Ausgangsstellung gleicht der beim Y-Armlift. Diesmal jedoch hebst du die Arme seitlich an, während du deine Schulterblätter nach hinten unten ziehst. Deine Arme bilden jetzt eine T-Form, die Daumen zeigen nach oben (Bild unten).

2 Lass die Arme wieder sinken und die Schulterblätter locker. Dann geht es wieder nach oben.

3 Wiederhole auch diese Übung in der ersten Woche 8-mal, in der zweiten 10-mal und in der dritten 12-mal.

PREVENTION

QUADRUPED ROCKING

Im Vierfüßlerstand kräftigst du deinen unteren Rücken und mobilisierst deine Hüfte.

1 Begib dich in den Vierfüßlerstand und platziere deine Hände senkrecht unter den Schultern.

2 Krümme deinen Rücken zunächst zum Katzenbuckel. Anschließend gehst du ins Hohlkreuz. Suche die neutrale Position zwischen Hohlkreuz und Katzenbuckel und halte sie.

3 Setze dich mit dem Po auf die Fersen. Vermeide, dass dein Rücken dabei rund wird, und halte dein Becken in unveränderter Position. Aktiviere dabei deine Bauchmuskulatur.

4 Komm wieder zurück nach oben in die neutrale Position.

5 Wiederhole die Übung in der ersten Woche 6-mal, in der zweiten Woche 8-mal und in der dritten Woche 10-mal.

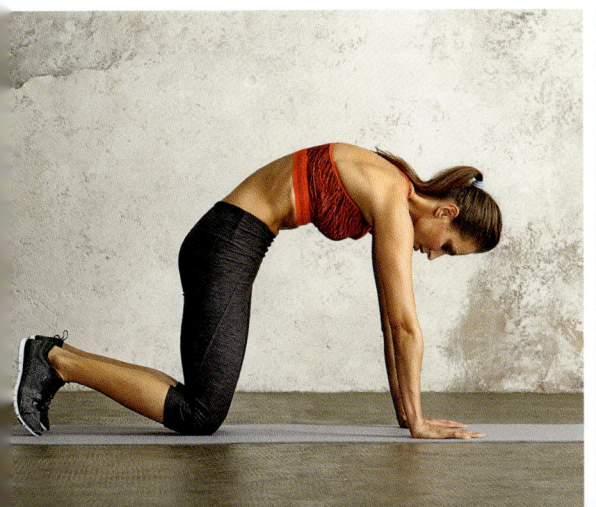
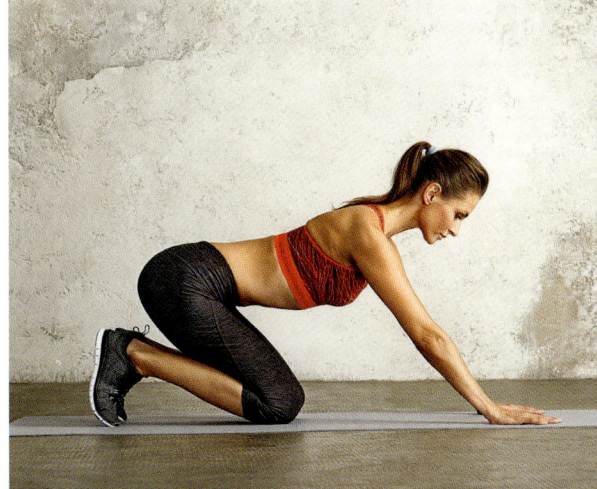

PREVENTION

DEAD BUG EASY

Diese Standardübung kräftigt deinen Bauch und Rumpf. Zugleich verleiht sie deiner Wirbelsäule mehr Stabilität.

1 Lege dich auf den Rücken, die Arme neben den Körper, und ziehe deine Knie zur Brust. Die Füße ziehst du während der gesamten Übung zu den Schienbeinen hoch.

2 Drücke deinen unteren Rücken in den Boden. Dann streckst du das linke Bein nach vorne aus – aber nur so weit, dass der Rücken durchgehend auf dem Boden liegen bleibt. Halte diese Position 1 Sekunde und ziehe das Bein dann wieder heran. Bewege deine Beine auf diese Weise immer abwechselnd.

3 Wiederhole das Ganze in der ersten Woche pro Seite 8-mal, in der zweiten Woche 10-mal pro Seite und in der dritten Woche 12-mal pro Seite.

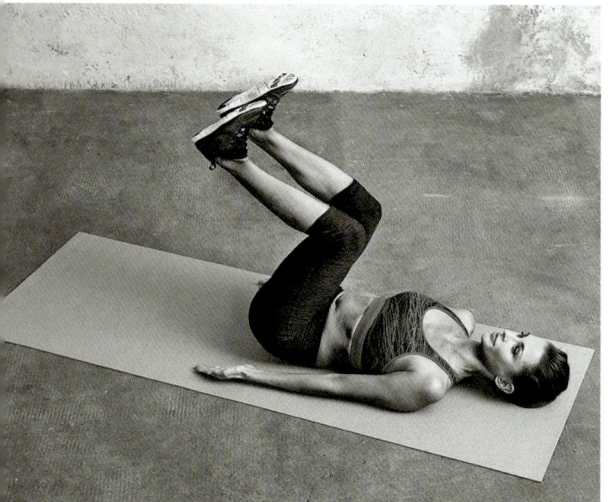 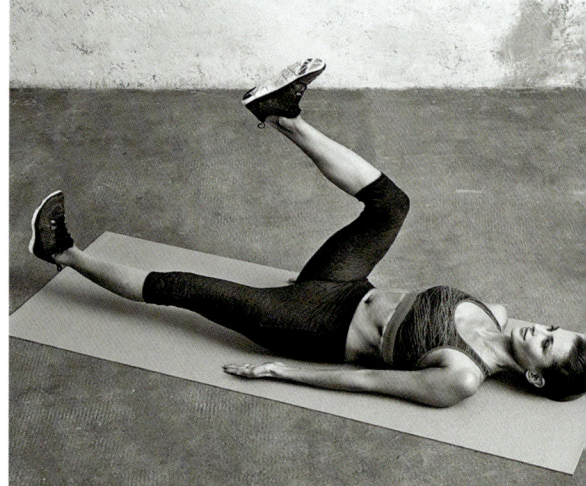

PLANK FRONTAL

Mit dieser Ganzkörperübung kräftigst du deinen Rumpf und deine Schultern.

1 Gehe in den Unterarmstütz. Deine Ellbogen liegen direkt unter der Schulter. Deine Beine sind durchgestreckt. Stütze dein Gewicht nicht auf die Ellbogen, sondern auf die kompletten Unterarme.

2 Ziehe deine Schulterblätter leicht nach innen. Halte eine neutrale Position im unteren Rücken. Er darf nicht durchhängen. Dein Blick geht zwischen den Händen zum Boden. Atme gleichmäßig (Bild oben).

3 Halte die Position in der ersten Woche 25 Sekunden, in der zweiten 35 Sekunden und in der dritten 45 Sekunden.

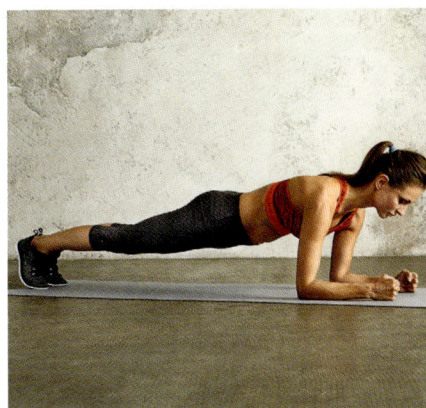

PLANK LATERAL

Noch eine Ganzkörperübung, jetzt liegt der Fokus auf dem seitlichen Bauch und den Schultern.

1 Begib dich in den Seitstütz, der Ellbogen liegt direkt unter der Schulter. Halte deine Beine gestreckt, die Füße sind angezogen. Drücke dein Becken nach vorne und halte das Becken so hoch wie möglich. Dein Körper bildet von Kopf bis Fuß eine Linie. Richte deinen Blick nach vorne.

2 Halte die Position in der ersten Woche 25 Sekunden, in der zweiten 35 Sekunden und in der dritten 45 Sekunden.

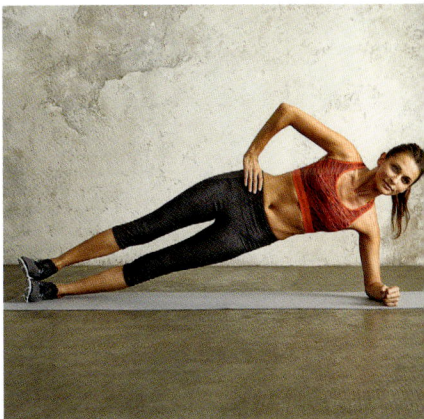

PREVENTION

BRIDGE PHYSIOBALL EASY

Diese anspruchsvolle Übung auf dem Physioball kräftigt deinen unteren Rücken, den Po, die Oberschenkelrückseiten und die Waden.

1 Lege dich auf den Rücken und platziere deine Fersen mittig auf dem Physioball. Die Füße berühren sich, die Zehen sind angezogen. Lege deine Arme seitlich neben dich, die Handflächen zeigen nach oben.

2 Spanne deinen Po fest an und drück ihn nach oben. Dein Körper bildet jetzt von Kopf bis Fuß eine Linie.

3 Halte diese Position 3 Sekunden. Der Po bleibt dabei die ganze Zeit angespannt. Verkrampfe auch nicht in den Schultern und drehe die Füße nicht nach außen.

4 Dann senkst du deinen Po langsam wieder ab.

5 Wiederhole die Übung in der ersten Woche 8-mal, in der zweiten Woche 10-mal und in der dritten Woche 12-mal.

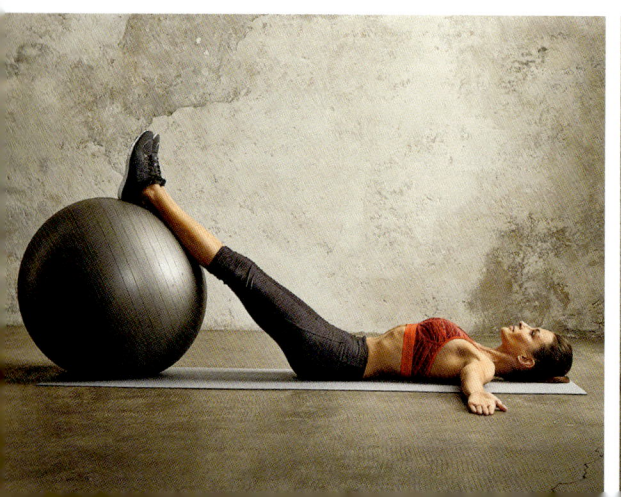
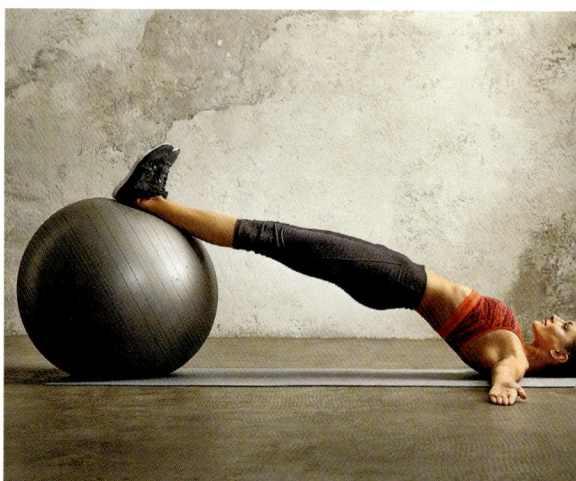

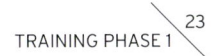

PREVENTION

HIP CROSSOVER EASY

Mit dieser Mobilisationsübung dehnst du deinen Rumpf und verbesserst deine Beweglichkeit in den Hüften und der Wirbelsäule.

1 Bleib auf dem Rücken liegen. Stell deine Füße weiter als hüftbreit auf die Fersen auf und halte einen 90-Grad-Winkel in den Knien.

2 Spanne die Bauchmuskeln an. Versuche nun, deine Knie in einer fließenden Bewegung abwechselnd nach links und rechts zu senken – immer nur so weit, dass die Schultern sich nicht vom Boden lösen. Dein Kopf dreht nicht mit, richte den Blick immer nach oben.

3 Wiederhole das Ganze in der ersten Woche pro Seite 6-mal, in der zweiten Woche 8-mal, in der dritten 10-mal.

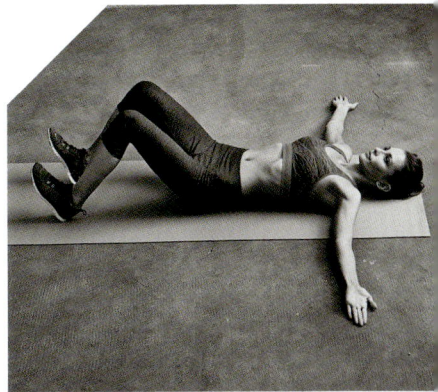

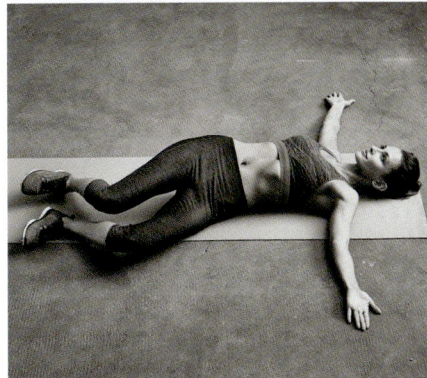

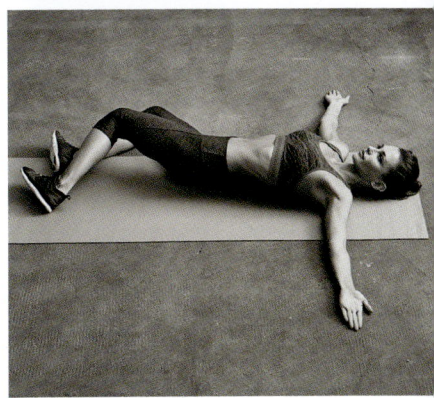

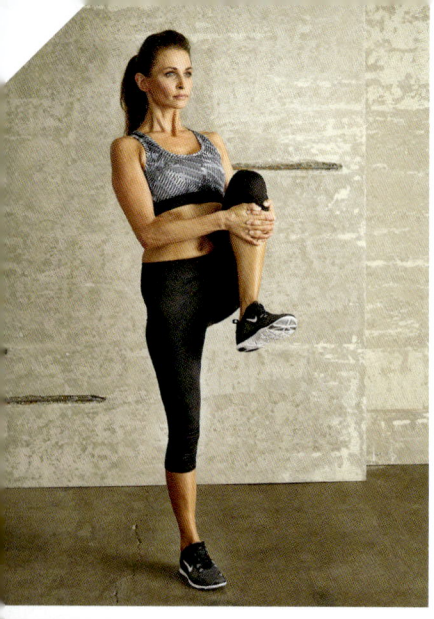

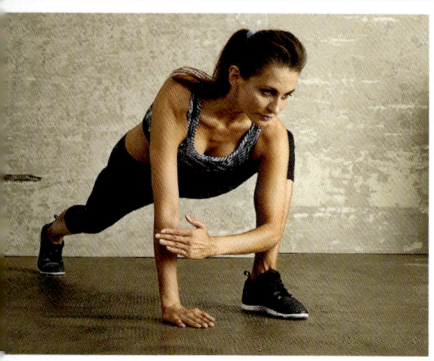

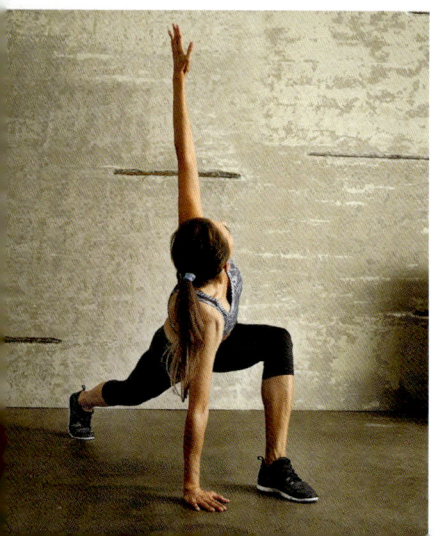

THE WORLD'S LONGEST STRETCH

Mit dieser komplexen Übung dehnst du Po, Leisten, Oberschenkelrückseiten, Waden und Hüftbeuger. Zugleich mobilisierst du den oberen Rücken.

1 Stell dich aufrecht hin, greife dein linkes Knie und ziehe es zur Brust. Halte die Füße angezogen. Ziehe die Schulterblätter nach hinten unten. Standbein und Hüfte sind gestreckt. Halte die Position 2 Sekunden.

2 Drücke dich mit dem rechten Bein auf die Zehenspitzen und mach mit dem linken einen weiten Schritt nach vorne. Setze deine rechte Hand auf der Höhe der linken Ferse am Boden ab und strecke das linke Bein durch. Führe den linken Ellbogen ans linke Knie und versuche, ihn innen am Knie Richtung Boden zu drücken. Verweile abermals 2 Sekunden.

3 Jetzt drehst du den linken Arm so weit es geht zur Decke auf. Der linke Fuß bleibt flach auf dem Boden, die Knie dürfen nicht zur Seite kippen. 2 Sekunden halten.

4 Setze deine linke Hand außen neben dem linken Fuß auf. Drücke die Ferse in den Boden. Strecke das rechte Bein möglichst weit durch, ohne dabei die Hände vom Boden zu lösen. 2 Sekunden halten.

5 Richte dich wieder auf, ziehe das linke Bein zur Brust hoch und greife es mit beiden Händen und wiederhole die Übung auf der anderen Seite.

6 Wiederholung: In der ersten Woche 4-mal pro Seite, in der zweiten Woche 5-mal und in der dritten Woche 6-mal.

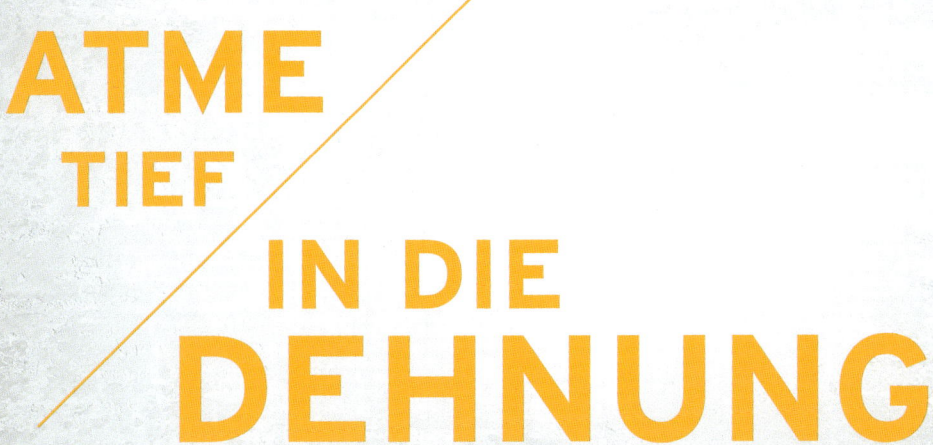

ATME
TIEF
IN DIE
DEHNUNG

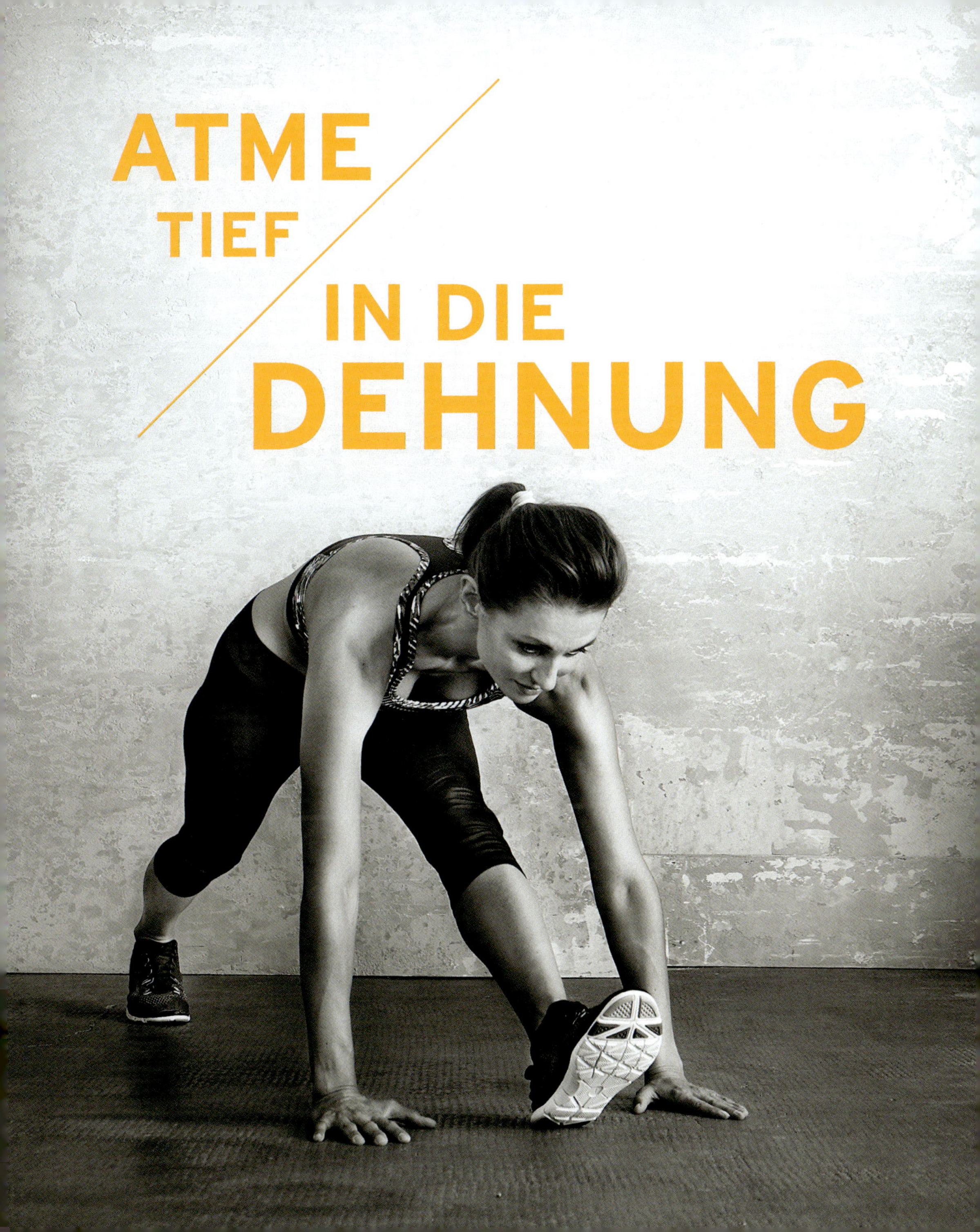

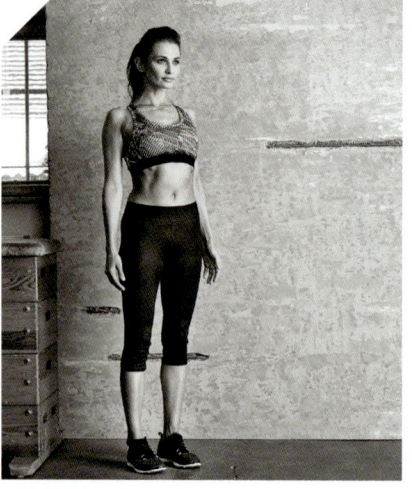

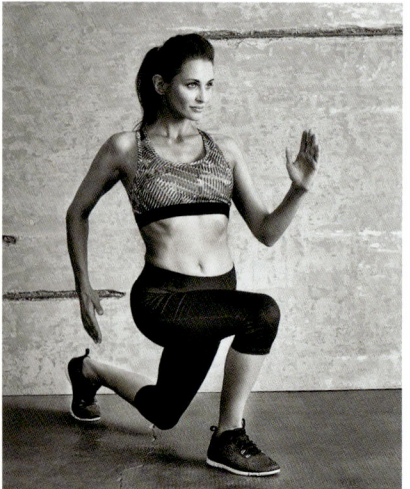

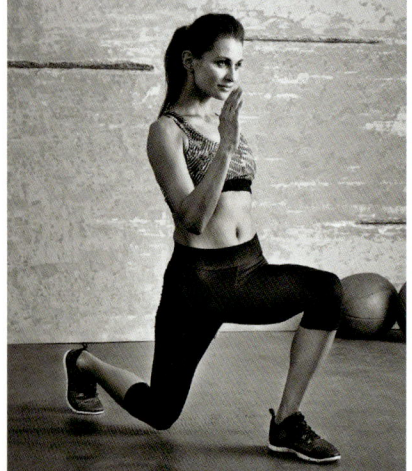

LUNGE FORWARD EASY

Die Ausfallschritte vorwärts verlangen eine gute Koordination. Du kräftigst mit ihnen deine Oberschenkel und den Po. Zugleich dehnst du deinen Hüftbeuger, den Po und die hinteren Oberschenkel.

1 Du startest aus dem Stand. Strecke deine Brust heraus und ziehe deine Schulterblätter nach hinten unten.

2 Mach einen Ausfallschritt nach vorne, dein hinteres Knie ist knapp über dem Boden. Halte dabei deinen Oberkörper aufrecht. Schiebe das Knie des vorderen Beins nicht über die Zehenspitzen hinaus. Vermeide auch, dass es nach innen kippt, und halte es mittig über den Zehen.

3 Spanne die Pobacke des hinteren Beins fest an und halte die Position 2 Sekunden.

4 Anschließend spannst du die Pobacke des vorderen Beins fest an und machst einen Schritt vorwärts direkt in den nächsten Ausfallschritt. Wichtig für die Wirksamkeit der Übung: Du stehst immer über das vordere Bein auf.

5 Wiederhole das Ganze in der ersten Woche 4-mal pro Seite, in der zweiten Woche 5-mal pro Seite und in der dritten Woche 6-mal pro Seite.

MOVEMENT PREPARATION

INVERTED HAM-STRING STRETCH

Diese instabile Position dehnt den Po, die hinteren Oberschenkel und die Wade des Standbeins.

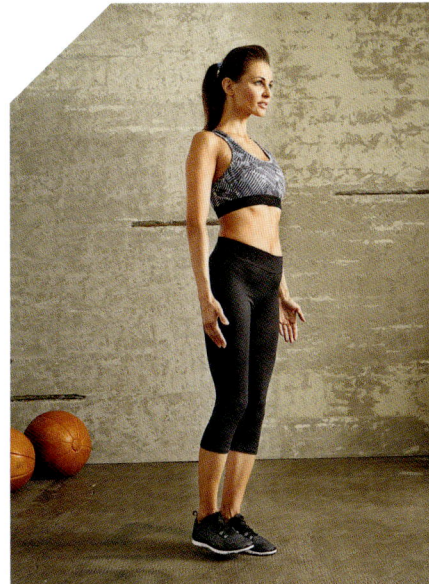

1 Du startest wieder aus dem Stand. Strecke deine Brust raus und ziehe deine Schulterblätter nach hinten unten.

2 Beuge leicht dein linkes Bein. Strecke das rechte Bein durch und ziehe den Fuß zum Schienbein hoch. Auf der rechten Seite bildet dein Körper jetzt vom Kopf bis zum Fuß eine Linie. Strecke deine Arme zur Seite und drehe die Handflächen nach oben. Halte das Becken gerade und drehe nicht seitlich auf.

3 Hebe das rechte Bein an und lehne deinen Oberkörper nach vorne, bis du den Stretch im hinteren linken Oberschenkel spürst. Halte dabei die Linie von Kopf bis Fuß. Der Kopf bleibt in neutraler Position. Ziehe ihn nicht in den Nacken und drücke ihn nicht auf die Brust.

4 Dehne dich 2 Sekunden. Dann richtest du dich, die Linie haltend, wieder auf.

5 Wiederhole das Ganze in der ersten Woche 4-mal pro Seite, in der zweiten Woche 5-mal und in der dritten 6-mal.

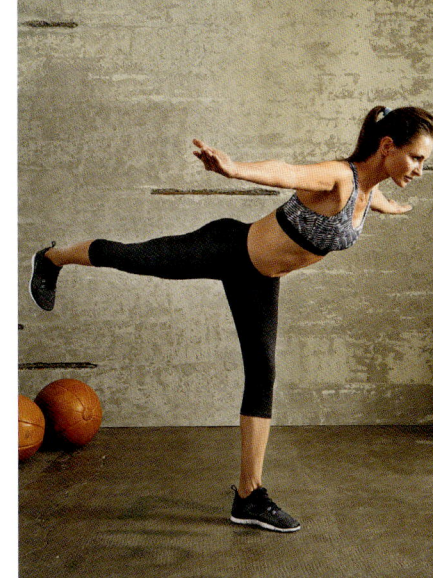

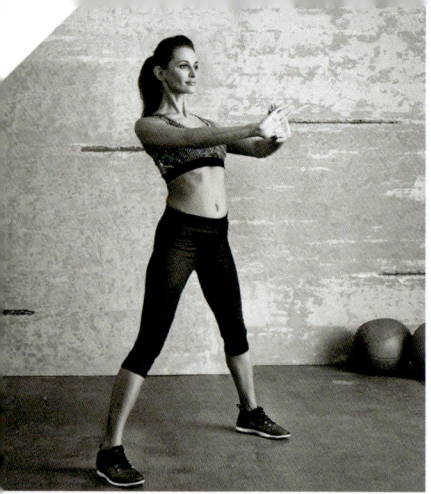

LUNGE LATERAL STATIC

Mit dieser statischen Beinübung kräftigst du deine Oberschenkel und deinen Po. Zugleich dehnst du deine Oberschenkelinnenseite.

1 Du beginnst die Übung stehend. Deine Füße stehen mehr als schulterbreit auseinander. Verschränke deine Finger und strecke die Arme auf Schulterhöhe nach vorne. Die Handflächen zeigen von dir weg. Halte die Brust aufrecht und ziehe deine Schulterblätter nach hinten unten.

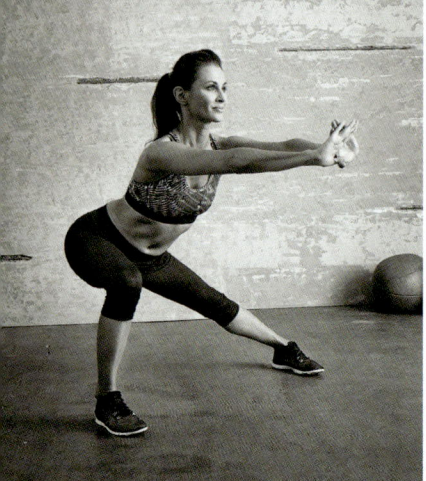

2 Verlagere dein Körpergewicht auf das rechte Bein und beuge dieses im 90-Grad-Winkel. Dabei hältst du den Rücken gerade. Schiebe den Po weit nach hinten unten. Achte aber darauf, dass dein Knie nicht über die Zehenspitzen hinausragt. Diese Position hältst du 2 Sekunden.

3 Spanne dann deine rechte Pobacke an und drück dich mit dem rechten Bein in die Startposition hoch.

4 Führe die Übung im Wechsel nach links und rechts aus. In der ersten Woche pro Seite 4-mal, in der zweiten Woche 5-mal und in der dritten Woche 6-mal.

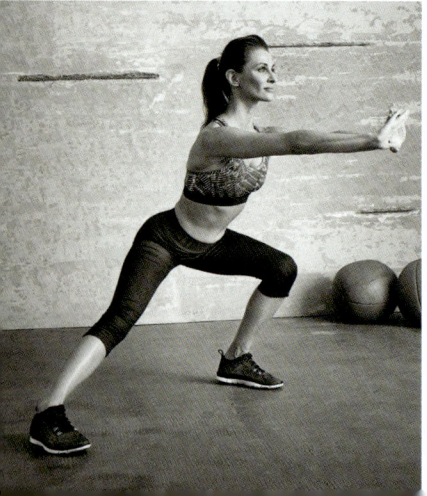

QUADRICEPS STRETCH

In dieser instabilen Position dehnst du die Muskulatur an der Oberschenkelvorderseite.

1 Du stehst immer noch aufrecht, die Füße schulterbreit auseinander, die Brust gestreckt, die Schulterblätter nach hinten unten gezogen.

2 Greife mit der rechten Hand den rechten Knöchel und ziehe deine Ferse an den Po. Das linke Bein bleibt durchgestreckt, die linke Pobacke ist fest angespannt. Drücke deine Hüfte leicht nach vorne. Halte den Stretch 2 Sekunden.

3 Drücke dich links auf die Zehenspitzen hoch, senke den rechten Fuß wieder zum Boden und mach einen Schritt nach vorne. Dann wechselst du das Bein und wiederholst die Übung auf der anderen Seite.

4 Führe die Übung im Wechsel links und rechts aus. In der ersten Woche pro Seite 4-mal, in der zweiten Woche 5-mal und in der dritten Woche 6-mal.

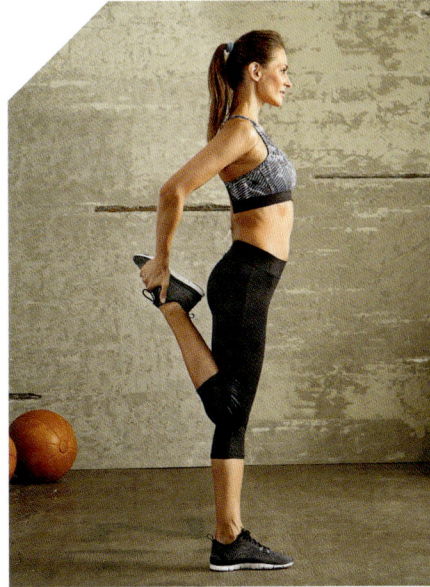

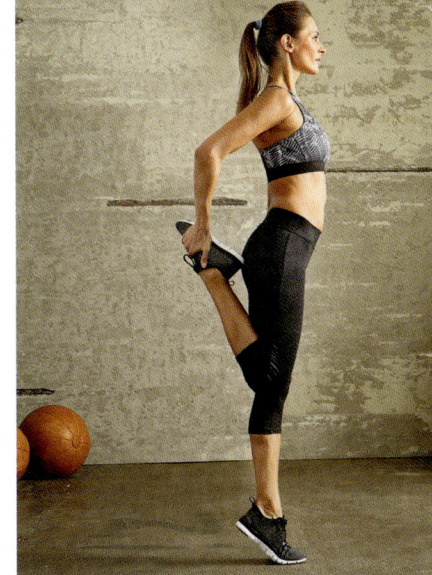

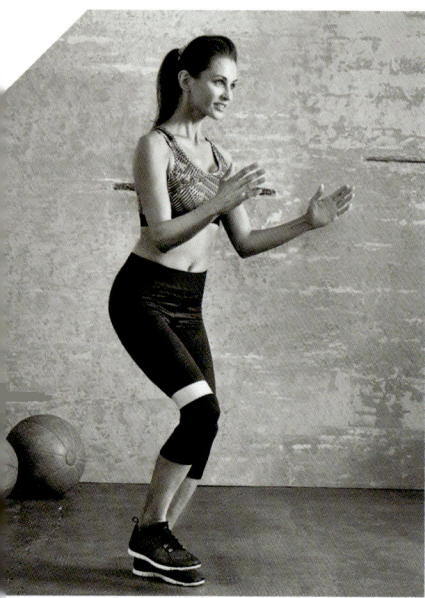

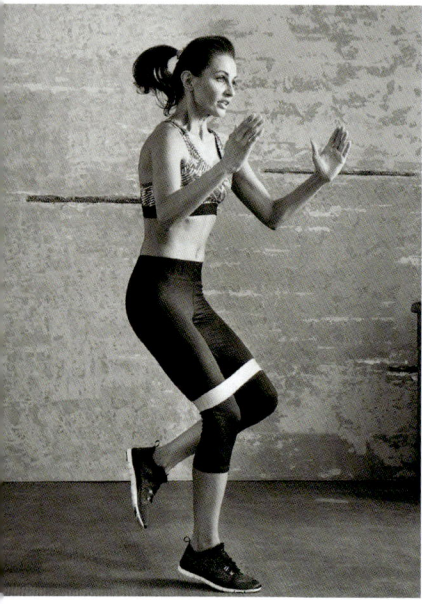

EXPLOSIVE JUMPS

BOUND LINEAR MINIBAND

Mit diesen explosiven Sprüngen kräftigst du deine Oberschenkel und deinen Po.

1 Platziere das Miniband auf Kniehöhe und stelle dich dann auf ein Bein. Beuge es leicht und hebe den anderen Fuß etwas vom Boden ab.

2 Hole mit beiden Armen Schwung und springe, so weit und so hoch es geht, nach vorne. Strecke dabei die Knie nicht vollständig durch.

3 Lande weich auf dem zuvor schwebenden Fuß, halte dort für 3 Sekunden so gut wie möglich die Balance und springe dann gleich weiter nach vorne.

4 Wiederhole das Ganze in der ersten Woche 4-mal pro Seite, in der zweiten 5-mal und in der dritten 6-mal.

EXPLOSIVE JUMPS

BOUND LATERAL MINIBAND

Andere Sprungrichtung, gleiche Wirkung.

1 Dieselbe Ausgangsstellung wie beim Bound Linear: Du legst das Miniband um deine Beine und hebst dann ein Bein an. Aber jetzt springst du nicht nach vorne, sondern zur Seite – wieder so hoch und weit, wie du kannst.

2 Lande auf dem vorher schwebenden Fuß, halte die Balance 3 Sekunden und springe dann zur anderen Seite.

3 Wiederholungen: 4-mal in Woche 1, 5-mal in Woche 2 und 6-mal in Woche 3.

VIELSEITIGES TRAININGSGERÄT

Minibänder gibt es in verschiedenen Stärken, sodass für jedes Fitnesslevel das richtige dabei ist. Um dich nicht zu überfordern, wählst du anfangs einen leichten Widerstand. Wenn deine Muskulatur mit der Zeit kräftiger wird, kannst du immer noch auf ein härteres Band umsteigen.

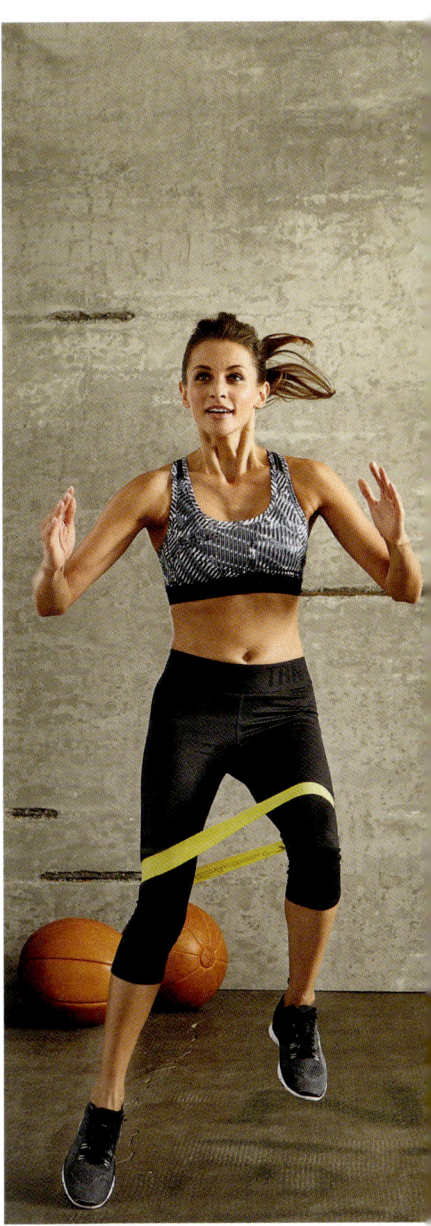

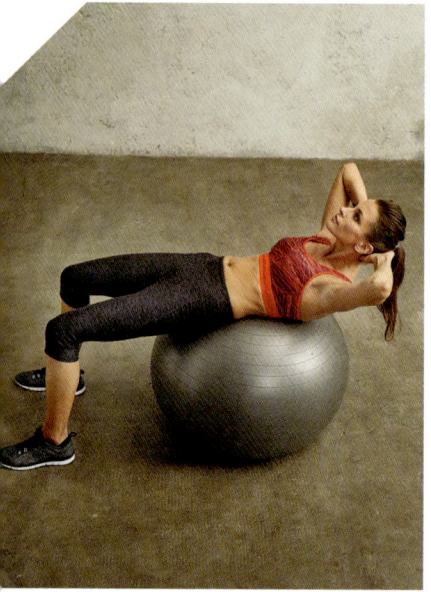

CRUNCH PHYSIOBALL

Mit dieser anspruchsvollen Übung auf dem Physioball kräftigst du deinen Bauch.

1 Du liegst rücklings über dem Ball, den Po halb darauf, die Knie gebeugt. Deine Hände stützen den Kopf (Bild oben).

2 Drücke nun deinen Po so weit wie möglich hoch. Gleichzeitig bewegst du deine Brust senkrecht nach oben. Dann senkst du Po und Brust wieder ab.

3 Wiederhole die Übung in der ersten Woche 10-mal, in der zweiten 12-mal und in der dritten 15-mal.

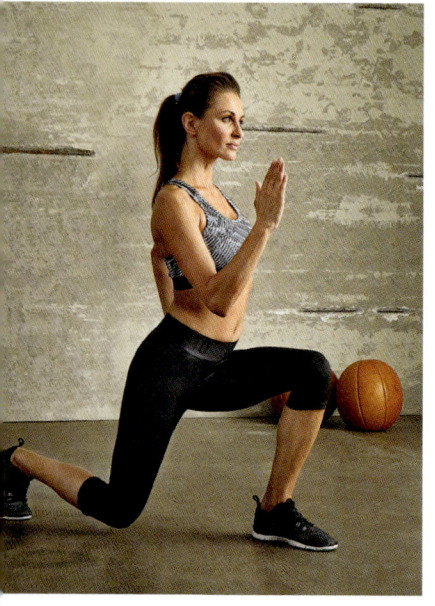

LUNGE BACKWARD EASY

Eine Herausforderung für Oberschenkel und Po.

1 Du startest aus dem Stand: Brust gestreckt, Schultern nach hinten unten.

2 Mach einen Ausfallschritt rückwärts. Das hintere Knie ist knapp über dem Boden, die Pobacke ist auf dieser Körperseite fest angespannt (Bild unten).

3 Drücke dich mit dem vorderen Bein fest ab und bewege dich wieder nach vorne in die Startposition.

4 Wiederhole die Übung pro Seite in der ersten Woche 10-mal, in der zweiten 12-mal und in der dritten 15-mal.

PUSH-UP PHYSIOBALL EASY

Diese Push-ups kräftigen deine Brust, Schultern und Arme sowie den Rumpf und zwingen dich dazu, mehr Körperspannung aufzubauen.

1 Geh über einem Physioball in die Liegestützposition: Deine Hände sind am Boden, deine Oberschenkel liegen mittig auf dem Ball.

2 Beuge deine Arme und senke deine Brust zum Boden ab, bis du ihn fast mit der Nasenspitze berührst. Halte deine Bauchmuskulatur angespannt und deinen Körper in einer Linie. Deine Beine bleiben gestreckt. Der Kopf sitzt gerade in Verlängerung der Halswirbelsäule.

3 Strecke deine Arme wieder und drücke die Brust maximal vom Boden weg.

4 Wiederhole das Ganze in der ersten Woche 10-mal, in der zweiten Woche 12-mal und in der dritten Woche 15-mal.

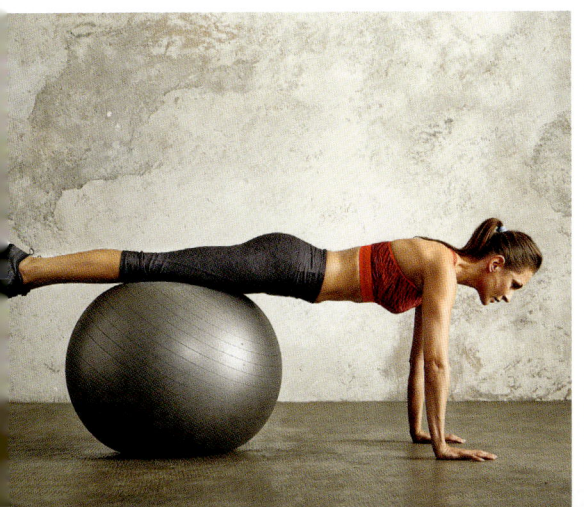 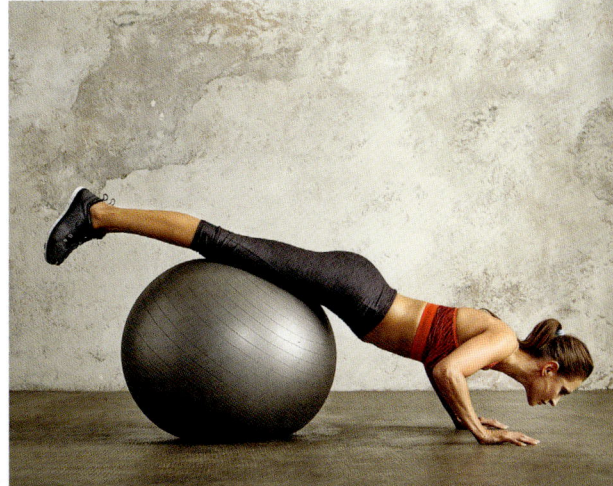

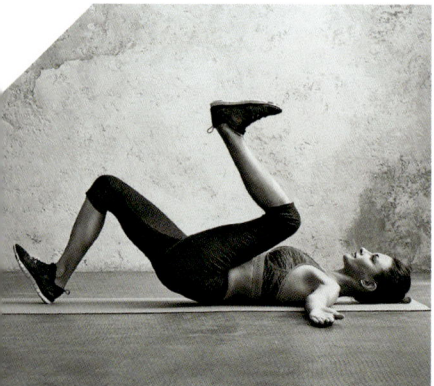

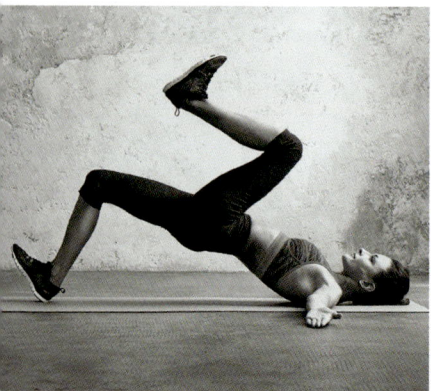

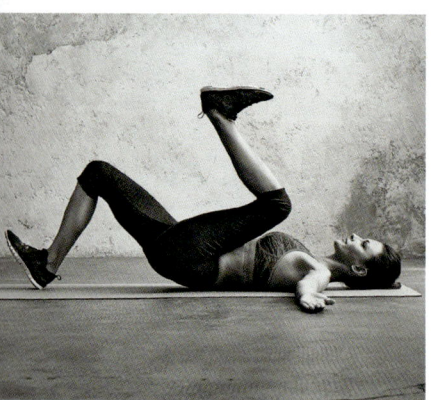

BRIDGE ONE LEG

Diese Variante der klassischen Brücke kräftigt Po, hintere Oberschenkel und unteren Rücken.

1 Du liegst auf dem Rücken. Ein Knie ziehst du zur Brust, das andere Bein stellst du mit einem 90-Grad-Winkel im Knie auf der Ferse auf. Deine Arme liegen seitlich, die Handflächen zeigen nach oben.

2 Spanne die Pobacke des angestellten Beins fest an und drücke den Po hoch, bis dein Körper von der Schulter bis zum Knie eine gerade Linie bildet.

3 Dann senkst du den Po kontrolliert wieder, bis du mit ihm leicht den Boden berührst.

4 Wiederhole das Ganze in der ersten Woche 8-mal pro Seite, in der zweiten Woche 10-mal pro Seite und in der dritten Woche 12-mal pro Seite.

STRENGTH – ZIRKEL 2

SIDE ROLLS PHYSIOBALL

Kräftigt Schultern, Bauch, unteren Rücken und Po.

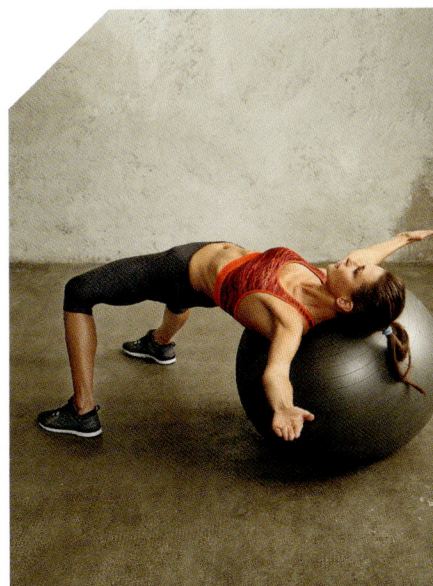

1 Du liegst mit beiden Schultern auf dem Ball und streckst die Arme zur Seite aus. Die Knie sind um 90 Grad angewinkelt. Dein Po ist nach oben gedrückt und angespannt.

2 Rolle nun so weit wie möglich zu einer Seite. Und dann gleich wieder zurück auf die andere Seite. Halte dabei die Arme parallel zum Boden und den Po hoch (Bild oben).

3 Wiederhole das Ganze in der ersten Woche 8-mal pro Seite, in der zweiten 10-mal und in der dritten 12-mal.

ROWS EASY

Für mehr Kraft in den Armen und im oberen Rücken sowie für eine bessere Körperhaltung.

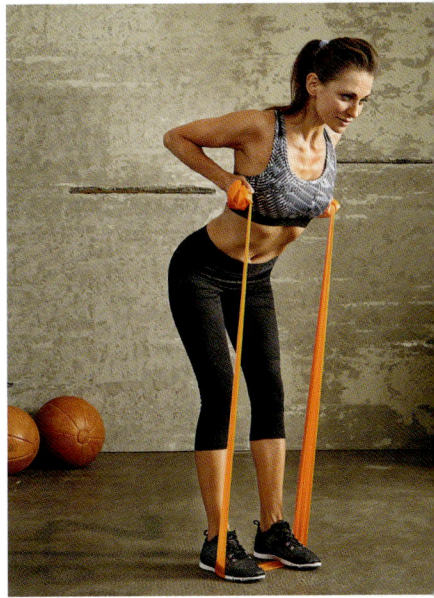

1 Du stehst mit beiden Füßen auf dem Theraband, die Knie sind leicht gebeugt. Schiebe deinen Po leicht nach hinten und beuge den Oberkörper mit geradem Rücken nach vorne. Greife das Theraband mit beiden Händen.

2 Ziehe erst deine Schulterblätter nach hinten unten und dann die Ellbogen hinter den Körper (Bild unten). Anschließend streckst du die Arme gleich wieder.

3 Wiederhole das Ganze in der ersten Woche 8-mal, in der zweiten 10-mal und in der dritten 12-mal.

ENDURANCE – HIGH INTENSITY INTERVAL TRAINING

MOUNTAIN CLIMBER

Diese Powerübung kräftigt deinen Bauch und die vorderen Oberschenkel.

1 Nimm eine Liegestützposition am Boden ein, die Hände sind unter den Schultern.

2 Nun ziehst du deine Knie im Wechsel so weit wie möglich unter die Brust. Links, rechts, links rechts… Halte dabei die ganze Zeit über deine Körperspannung. Du darfst nie mit dem Rücken durchhängen, aber auch nicht den Po in die Höhe strecken.

3 Führe die Übung im Wechsel mit den Quarter Squat Jumps aus (▶ Seite 37) – in maximaler Geschwindigkeit 4-mal jeweils 20 Sekunden lang. Mach zwischen den Übungen jedes Mal 10 Sekunden Pause. Das bedeutet für dich: 20 Sekunden Belastung, 10 Sekunden Erholung.

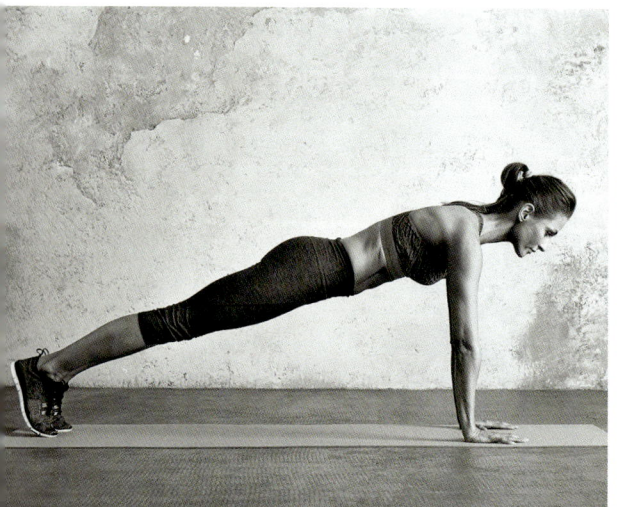
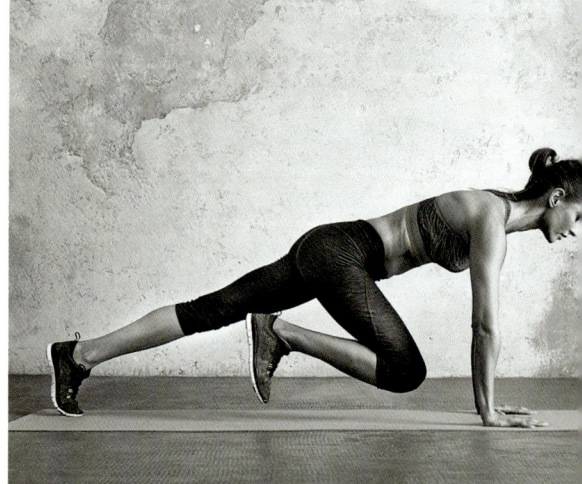

QUARTER SQUAT JUMPS

Diese Sprünge dienen als Vorbereitung für die normalen Squat Jumps im nächsten Trainingslevel. Denn sie kräftigen den Po und die Oberschenkel.

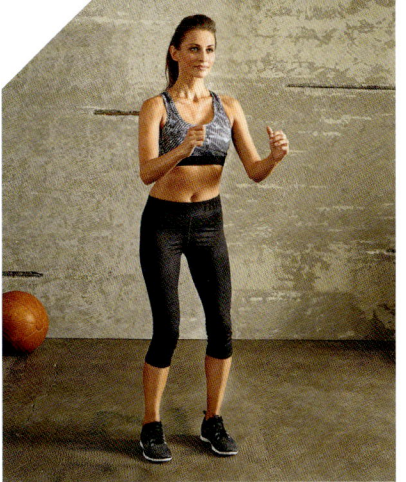

1 Du beginnst im Stand mit leicht geöffneten Beinen, die Arme sind auf Brusthöhe um 90 Grad gebeugt.

2 Nun machst du eine viertel Kniebeuge, schiebst deinen Po nach hinten, holst mit den Armen Schwung und springst so hoch wie möglich. Reiße deine Arme dabei nach oben.

3 Lande wieder in einer viertel Kniebeuge und schiebe dabei deinen Po nach hinten.

4 Führe die Übung im Wechsel mit dem Mountain Climber aus (▶ Seite 36) – in maximaler Geschwindigkeit 4-mal jeweils 20 Sekunden lang. Mach zwischen den Übungen jedes Mal 10 Sekunden Pause. Das bedeutet für dich: 20 Sekunden Belastung, 10 Sekunden Erholung.

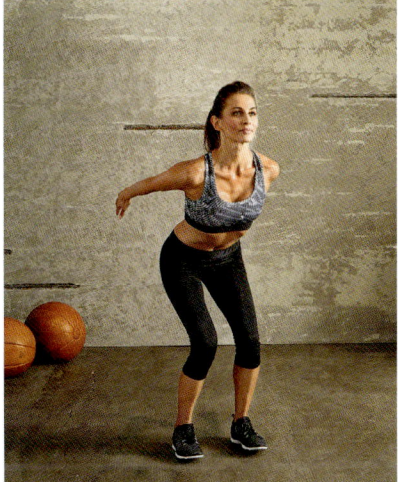

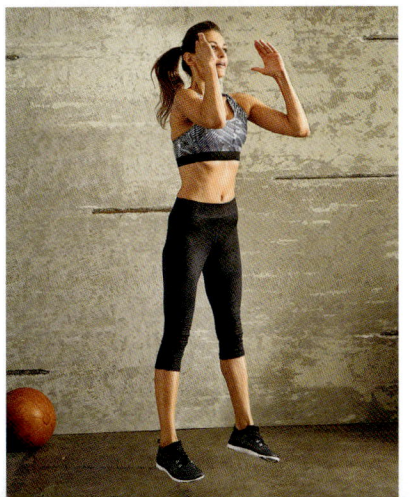

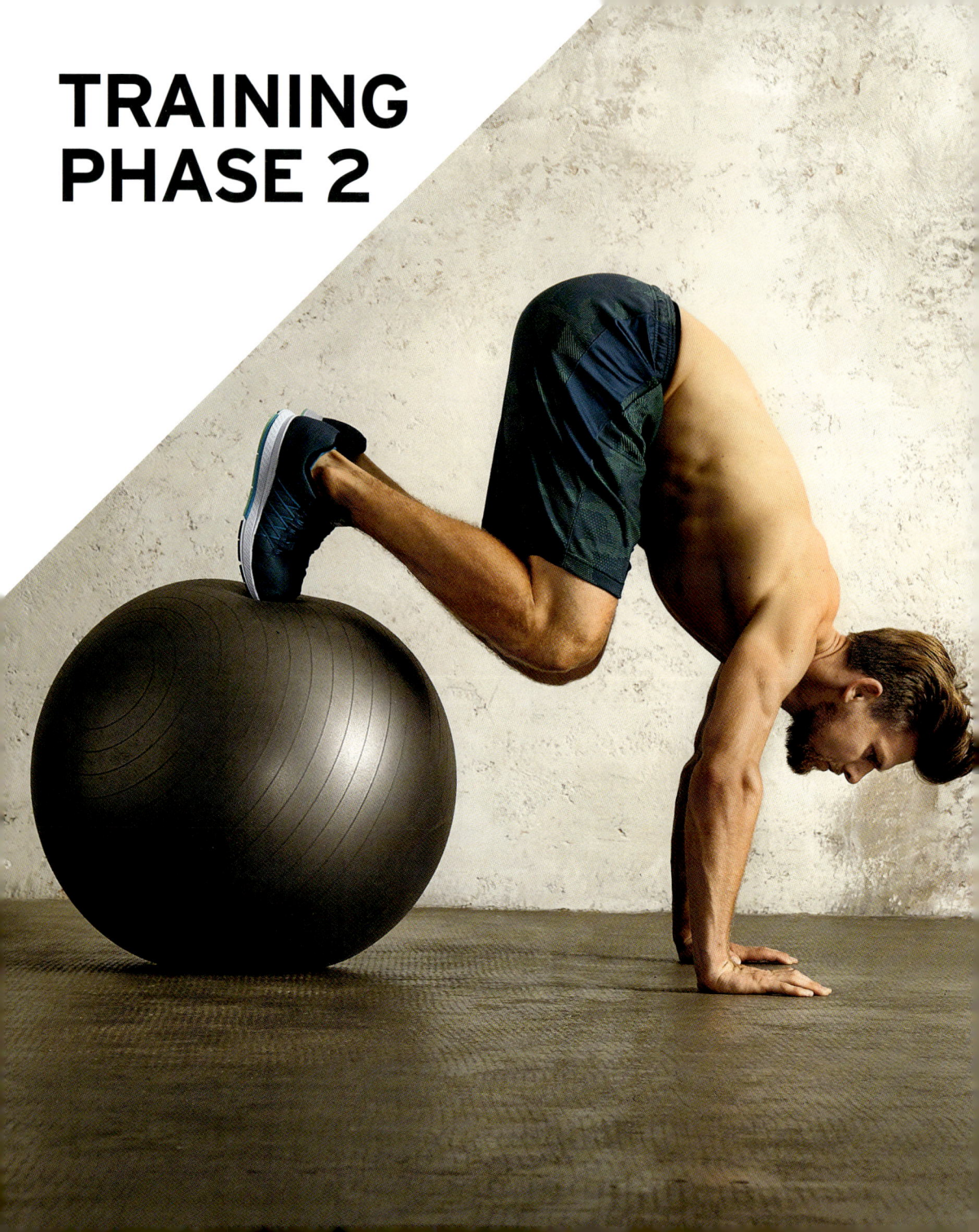

TRAINING PHASE 2

Du hast die letzten drei Wochen fleißig trainiert? Dann bist du bereit für das nächste Level! Neben den schon bekannten Techniken fordern dich jetzt komplexere Bewegungen noch einmal heraus. Hier ist dein neuer Trainingsplan:

AUF EINEN BLICK: PHASE 2

Prevention
- Reach and Roll Physioball (▶ Seite 40; WH 6/8/8)
- Miniband Straight Knee (▶ Seite 41; WH 10/12/15)
- Plank Spiderman (▶ Seite 42; WH 8/10/12)
- Plank Lateral Dynamic (▶ Seite 43; WH 8/10/12)
- Dead Bug with Arms (▶ Seite 44; WH 8/10/12)
- Hip Crossover Medium (▶ Seite 45; WH 6/8/10)
- Bridge Physioball Medium (▶ Seite 46; WH 8/10/12)
- Y-Armlift & T-Armlift (▶ Seite 18, aber WH 10/12/15; halte eventuell in jeder Hand eine 0,5-Liter-Flasche)

Movement Preparation
- The World's Longest Stretch (▶ Seite 24 f., aber WH 6/6/6)
- Lunge Backward Medium (▶ Seite 47; WH 6/6/6)
- Handwalk (▶ Seite 48; WH 4/5/6)
- Lunge Lateral Marching (▶ Seite 49; WH 6/6/6)
- Leg Cradle (▶ Seite 50; WH 6/6/6)
- Quadriceps Stretch (▶ Seite 29, aber WH 6/6/6)

Explosive Jumps
- Bound Linear (▶ Seite 51; WH $2 \times 4/2 \times 5/2 \times 6$)
- Bound Lateral (▶ Seite 51; WH $2 \times 4/2 \times 5/2 \times 6$)

Strength
Zirkel 1:
- Lunge Forward Medium (▶ Seite 52; WH $2 \times 10/2 \times 12/3 \times 15$)
- Knee Tuck Physioball (▶ Seite 53; WH $2 \times 8/2 \times 10/3 \times 12$)
- Leg Curls Physioball (▶ Seite 54; WH $2 \times 8/2 \times 10/3 \times 12$)
Zirkel 2:
- Push-up Physioball Medium
  (▶ Seite 55; WH $2 \times 10/2 \times 12/3 \times 15$)
- Russian Twist Physioball (▶ Seite 56; WH $2 \times 10/2 \times 12/3 \times 15$)
- Rows Medium (▶ Seite 57; WH $2 \times 8/2 \times 10/3 \times 12$)

Endurance – High Intensity Interval Training
- Knee Tuck Jumps (▶ Seite 58; WH 4×20 sec)
- Squat Jumps (▶ Seite 59; WH 4×20 sec)

TRAININGSTIPPS

- Auf den folgenden Seiten lernst du alle neuen Übungen für die zweite Trainings-phase kennen - Schritt für Schritt, wie du es gewohnt bist.
- Übungen, die du einfach aus der ersten Trainingsphase über-nimmst, werden hier nicht noch einmal ge-zeigt. Wenn du unsi-cher bist, blättere ein paar Seiten zurück.
- Falls eine der neuen Übungen am Anfang noch zu schwer sein sollte, kannst du jeder-zeit auf die leichtere Variante aus Phase 1 zurückgreifen.
- Wenn du noch mehr willst, kannst du nach weiteren drei Wochen Training die schwere-ren Varianten auspro-bieren. Steigere dabei die Anzahl der Wie-derholungen wie ge-wohnt immer weiter.

PREVENTION

REACH AND ROLL PHYSIOBALL

Diese Mobilisationsübung mit dem Physioball dehnt deine Oberarme, Schultern und den oberen Rücken.

1 Du kniest auf dem Boden und setzt dich mit dem Po auf die Fersen. Deine Füße sind dabei aufgestellt, dein Oberkörper ist aufrecht. Der Physioball berührt deine Knie.

2 Rolle nun den Physioball mit den Armen vom Körper weg. Dein Kopf befindet sich zwischen den Armen. Schiebe den Oberkörper so weit es geht nach vorne. Halte deinen Rücken möglichst gerade und drücke mit der Brust Richtung Boden.

3 Versuche, die Arme leicht anzuheben, um den Stretch zu verstärken. Sie bleiben dabei aber auf dem Ball. Halte diese Position 2 Sekunden, ehe du dich wieder aufrichtest.

4 Wiederhole das Ganze in der ersten Woche 6-mal, in der zweiten und dritten Woche 8-mal.

DU WILLST NOCH MEHR?

Lege nur deine Handkanten auf halber Höhe auf den Ball. Drücke beim Rollen die Arme tendenziell nach oben, als wolltest du sie vom Ball heben. Der Kopf befindet sich am tiefsten Punkt zwischen oder unterhalb der gestreckten Arme.

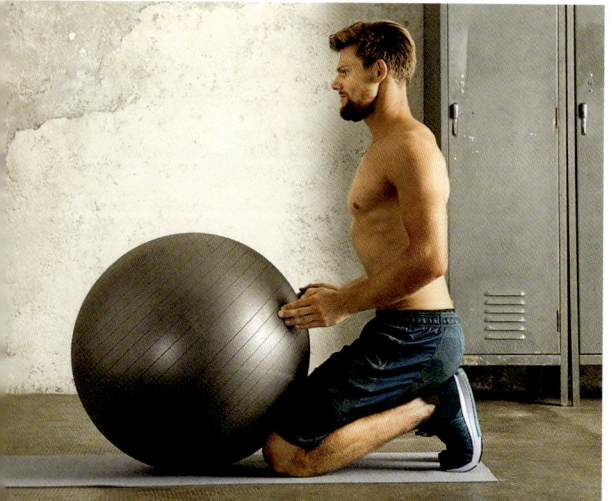

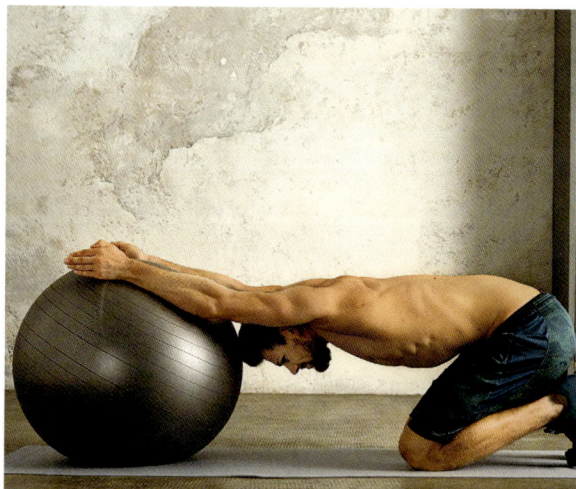

PREVENTION

MINIBAND STRAIGHT KNEE

Das seitliche Gehen mit dem Miniband und gestreckten Knien kräftigt ganz gezielt deine Gesäßmuskulatur und verleiht dir Stabilität und Standfestigkeit in Sport und Alltag.

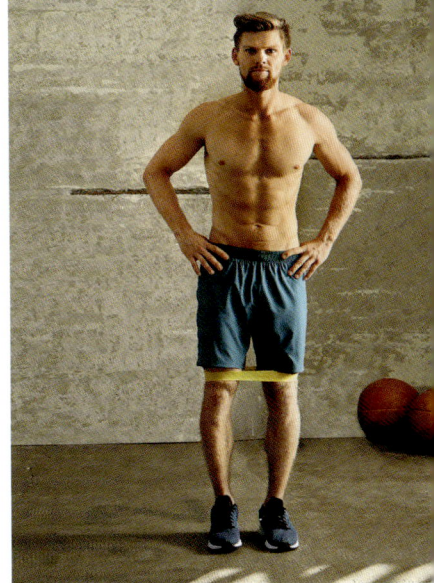

1 Du stehst aufrecht mit gestreckten Beinen, das Miniband verläuft knapp oberhalb der Knie um deine Beine. Strecke die Brust heraus und ziehe die Schulterblätter nach hinten unten.

2 Mach nun Seitschritte: Bei jedem Schritt ist der Mindestabstand zwischen den Füßen etwa 20 cm. Halte die Knie immer durchgestreckt und den Oberkörper ruhig.

3 Anschließend machst du auf dieselbe Art Seitschritte zurück in die andere Richtung.

4 Wiederhole das Ganze in der ersten Woche 10-mal pro Seite, in der zweiten Woche 12-mal pro Seite und in der dritten 15-mal pro Seite.

DU WILLST NOCH MEHR?
Halte die Knie leicht gebeugt und bewege deine Arme im Rhythmus der Schritte mit. Oder spanne das Band statt über den Knien oberhalb der Knöchel. Dann brauchst du noch mehr Kraft.

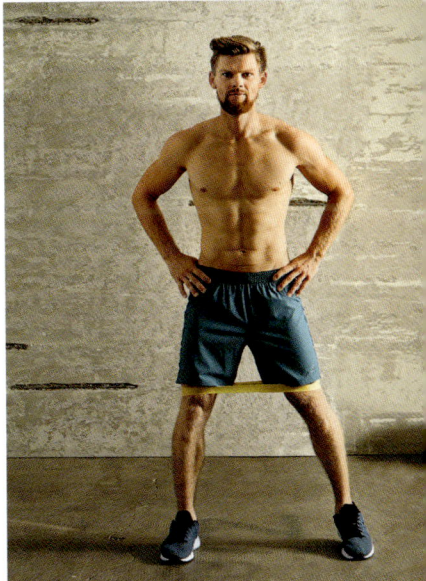

PREVENTION

PLANK SPIDERMAN

Diese Steigerung der bekannten Planks kräftigt Rumpf, Oberschenkel und Schultern.

1 Gehe in den Unterarmstütz, die Ellbogen liegen direkt unter den Schultern am Boden auf. Deine Beine sind durchgestreckt. Der Rücken ist gerade, er darf nie durchhängen. Halte deinen Kopf neutral und ziehe ihn weder in den Nacken noch zur Brust.

2 Ziehe nun deine Knie im Wechsel seitlich am Körper entlang hoch und halte die Position jeweils 1 Sekunde.

3 Wiederhole das Ganze in der ersten Woche 8-mal pro Seite, in der zweiten Woche 10-mal pro Seite und in der dritten Woche 12-mal pro Seite.

DU WILLST NOCH MEHR?

Lass die Beine, wo sie sind, und hebe stattdessen abwechselnd den linken und rechten Arm nach vorne oben. Die Handflächen drehst du dabei Richtung Decke. Halte die Position mit ausgestrecktem Arm jeweils für 2 Sekunden.

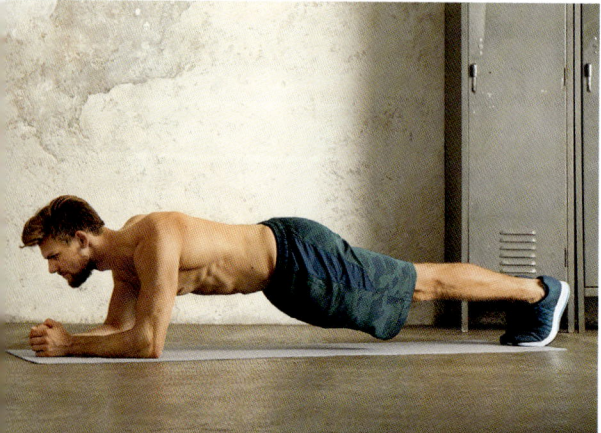
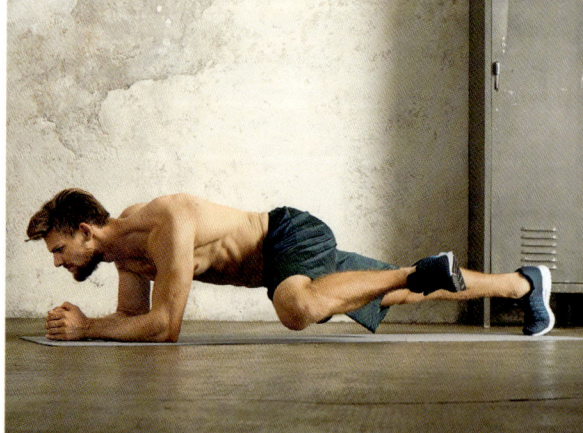

PREVENTION

PLANK LATERAL DYNAMIC

Die Auf-und-Ab-Bewegungen kräftigen die seitlichen Bauchmuskeln und die Schultern.

1 Begib dich in den Seitstütz, der Ellbogen ist direkt unter der Schulter. Die Beine sind gestreckt, die Füße angezogen.

2 Bewege deine Hüfte nach unten, bis sie leicht den Boden berührt. Dann drückst du dich wieder hoch.

3 Wiederhole das Ganze in der ersten Woche 8-mal pro Seite, in der zweiten 10-mal und in der dritten 12-mal.

DU WILLST NOCH MEHR?

Hebe aus dem Seitstütz deine Hüfte an, bis dein Körper eine Linie bildet. Halte den Kopf gerade und den Blick nach vorne gerichtet. Die Zehenspitzen sind angezogen. Führe nun das obere Bein so weit wie möglich Richtung Decke und halte die höchste Position für 1 Sekunde. Danach senkst du das Bein kontrolliert wieder ab. Und gleich wieder hoch…

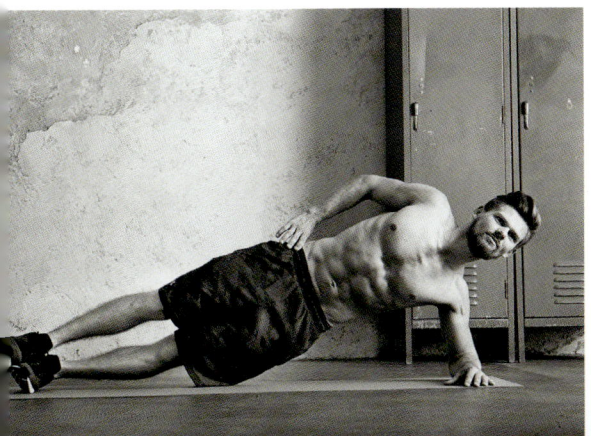
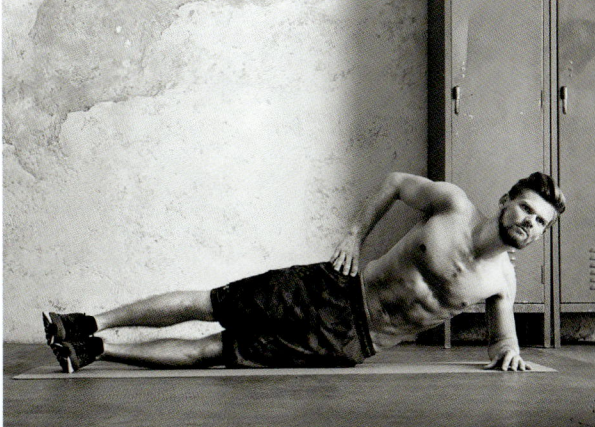

PREVENTION

DEAD BUG WITH ARMS

Indem du die Arme hinzunimmst, wird der Käfer anspruchsvoller und komplexer. Du kräftigst effektiv deinen Bauch und Rumpf.

DU WILLST NOCH MEHR?

Ziehe aus der Dead-Bug-Position deinen linken Ellbogen zum angewinkelten rechten Knie. Dabei hebt sich dein Oberkörper und die linke Schulter löst sich vom Boden. Halte die Crunch-Position für 1 Sekunde. Dann gehst du zurück in die Ausgangsstellung und führst den Bewegungsablauf ohne Pause auf der anderen Seite aus.

1 Lege dich auf den Rücken, die Arme neben den Körper. Ziehe deine Knie in einem 90-Grad-Winkel zur Brust und die Füße zu den Schienbeinen.

2 Drücke deinen unteren Rücken fest in den Boden. Dann streckst du gleichzeitig das linke Bein nach vorne und den rechten Arm nach hinten. Strecke das Bein nur so weit, dass der Rücken durchgehend auf dem Boden liegen bleibt. Das rechte Knie hältst du weiterhin angezogen.

3 Halte diese Position 1 Sekunde. Dann bewegst du Arme und Beine im Wechsel weiter.

4 Wiederhole das Ganze in der ersten Woche 8-mal pro Seite, in der zweiten Woche 10-mal und in der dritten 12-mal.

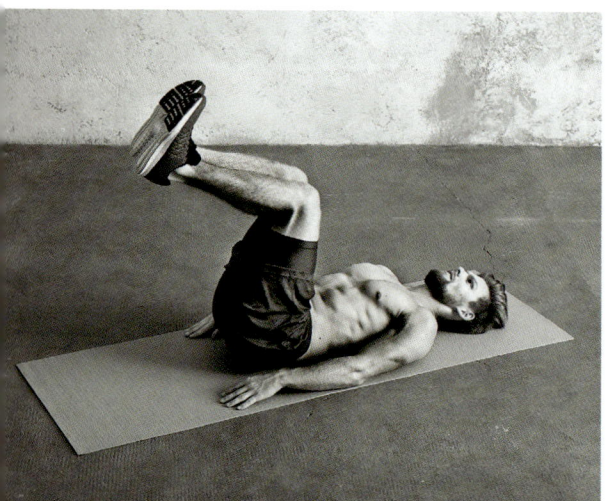
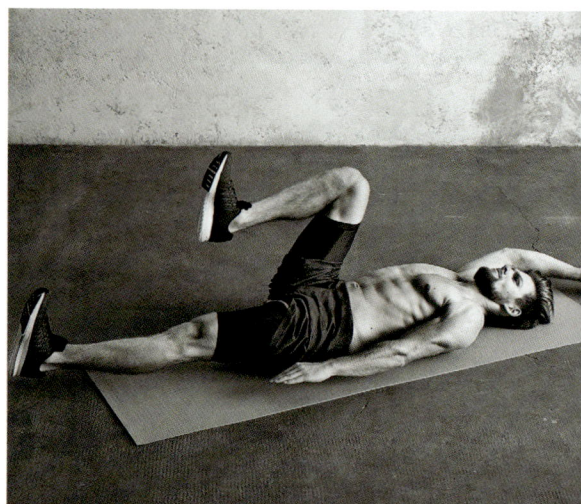

PREVENTION

HIP CROSSOVER MEDIUM

Diese Übung kennst du aus der ersten Trainings-phase. Durch das Anheben der Beine kommt eine zusätzliche Kraftkomponente dazu. Toll für die Bauchmuskeln!

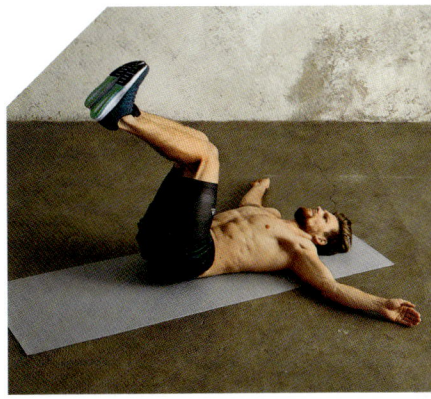

1 Bleibe auf dem Rücken liegen und ziehe beide Knie zur Brust (90-Grad-Winkel). Lege deine Arme seitlich neben dich. Die Handflächen zeigen nach oben.

2 Versuche deine Knie in fließenden Bewegungen links und rechts in Richtung Boden zu bewegen. Senke sie dabei nur so weit ab, dass die Schultern nicht vom Boden abheben.

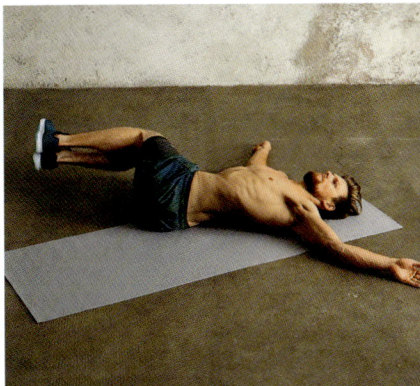

3 Wiederhole die Bewegung in der ersten Woche 6-mal pro Seite, in der zweiten Woche 8-mal und in der dritten 10-mal.

DU WILLST NOCH MEHR?

Du startest ebenfalls in der Rückenlage, die Hüfte zu 90 Grad angewinkelt, die Beine aber diesmal nach oben gestreckt und die Zehenspitzen angezogen. Senke die Beine aus dieser Position abwechselnd langsam nach links und rechts Richtung Boden – gerade so weit, dass sich die Schultern nicht vom Boden lösen. Halte die Hüfte die ganze Zeit über gebeugt, um zu vermeiden, dass du ins Hohlkreuz fällst.

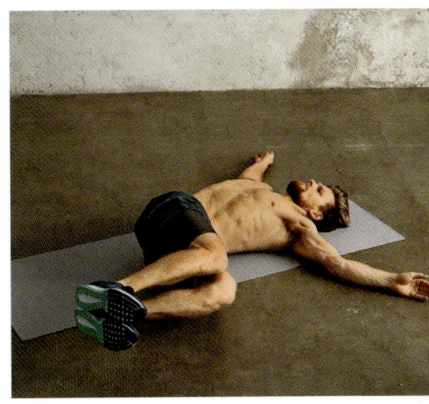

PREVENTION

BRIDGE PHYSIO-BALL MEDIUM

Für diese Übung brauchst du Körperspannung und Balance. Sie kräftigt den unteren Rücken, den Po, die Oberschenkelrückseiten und die Waden.

1 Lege dich auf deinen Rücken und platziere deine Fersen mittig auf dem Physioball. Die Füße berühren sich, die Zehen sind angezogen. Die Arme liegen seitlich neben dir, die Handflächen zeigen nach oben.

2 Spanne deinen Po fest an. Halte diese Spannung und drücke den Po nach oben. Dein Körper bildet jetzt von Kopf bis Fuß eine Linie.

3 Nun ziehst du deine Knie im Wechsel zur Brust. Links, rechts, links, rechts… Halte jede Position 1 Sekunde. Verkrampfe nicht in den Schultern und halte deine Füße gerade.

4 Wiederhole das Ganze in der ersten Woche 8-mal pro Seite, in der zweiten Woche 10-mal und in der dritten 12-mal.

DU WILLST NOCH MEHR?
Ziehe ein Knie Richtung Brust und senke dann den Po langsam Richtung Boden, indem du die Hüfte beugst. Berühre den Boden kurz, spanne dann die Gesäßmuskeln an und strecke die Hüfte explosiv wieder, bis sie erneut mit Schulter und Fuß auf einer Linie ist.

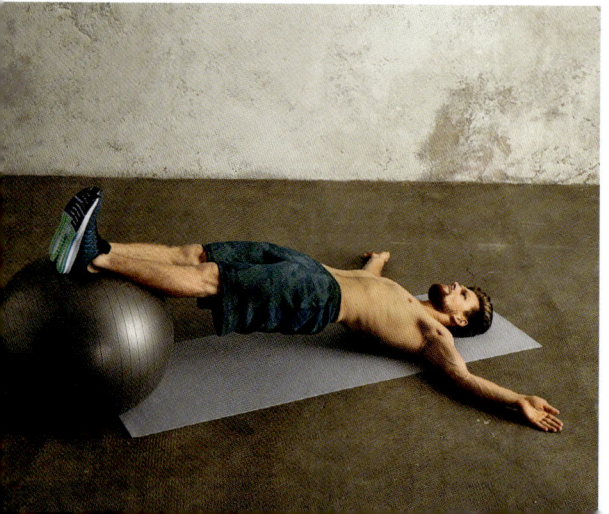

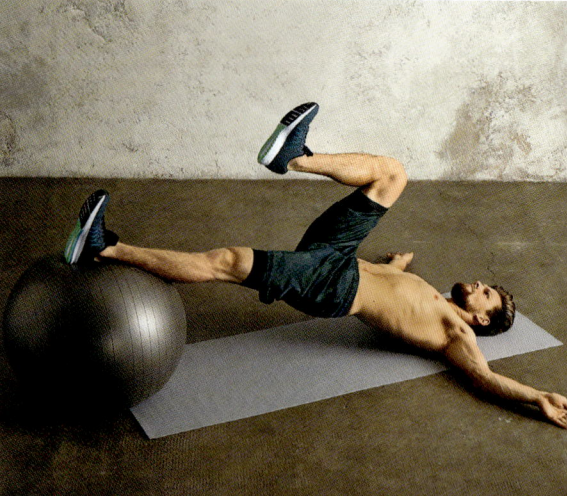

LUNGE BACKWARD MEDIUM

Kräftigt Oberschenkel und Po, dehnt den Hüftbeuger, den Po und die hinteren Oberschenkel.

1 Du startest die Übung aus dem Stand. Strecke deine Brust heraus und ziehe deine Schulterblätter nach hinten unten.

2 Mach einen Ausfallschritt nach hinten, das hintere Knie ist knapp über dem Boden. Schiebe das vordere Knie nicht über die Zehenspitzen hinaus.

3 Spanne die Pobacke des hinteren Beins fest an und halte die Position 2 Sekunden.

4 Dann spannst du die Pobacke des vorderen Beins fest an, gehst nach oben und machst einen Schritt rückwärts direkt in den nächsten Ausfallschritt.

5 Wiederhole das Ganze drei Wochen lang 6-mal pro Seite.

DU WILLST NOCH MEHR?

Mach mit dem rechten Bein einen Ausfallschritt nach vorne und beuge das Knie, um das Körpergewicht abzufangen. Das linke Knie beugst du ebenfalls bis knapp über den Boden. Führe mit dem Oberkörper und dem linken Arm eine Rumpfseitbeuge nach rechts aus. Anschließend drückst du dich dynamisch über das rechte Bein zurück in die Startposition und machst sofort den nächsten Ausfallschritt nach vorne – wieder mit dem rechten Bein. Vergiss nach der angegebenen Wiederholungszahl nicht, die Seite zu wechseln.

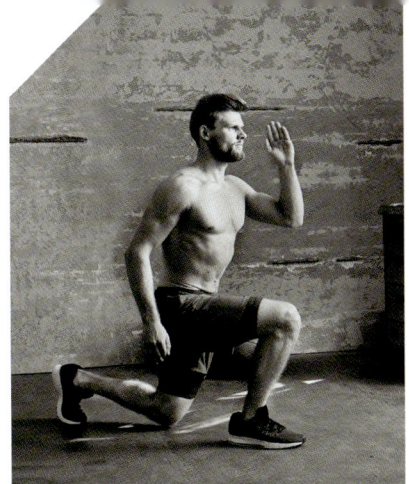

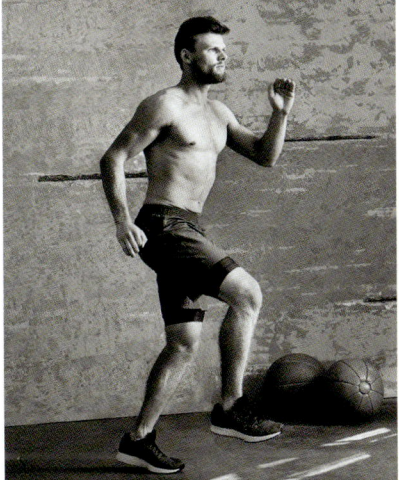

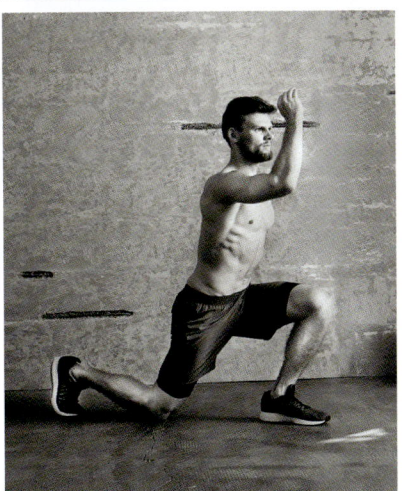

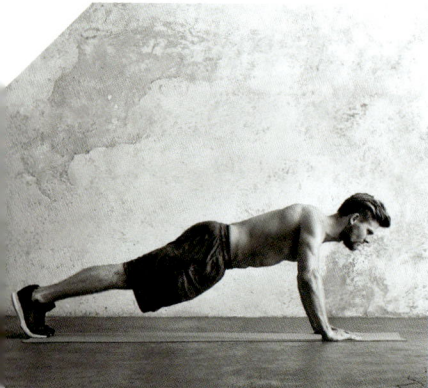

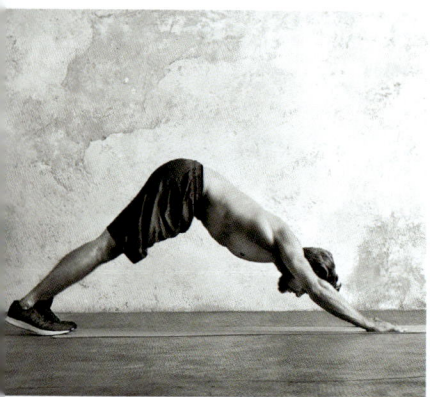

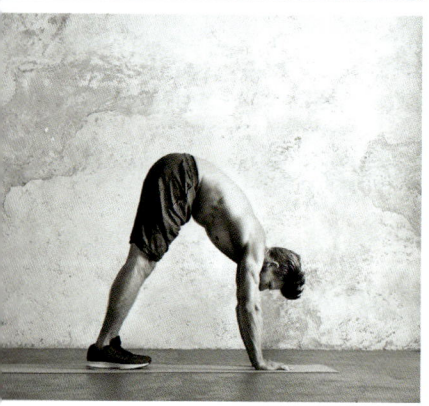

MOVEMENT PREPARATION

HANDWALK

Mit dieser Dehnübung erlangst du mehr Körperspannung. Zugleich kräftigst du die Schultern, den Bauch und die Oberschenkel und dehnst deine Wade und die hinteren Oberschenkel.

1 Du beginnst in der Liegestützposition. Halte den Rücken gerade, er darf nicht durchhängen.

2 Schiebe deinen Po nach hinten oben und tippele mit durchgestreckten Beinen nach vorne zu den Händen. Wenn du einen Stretch fühlst, drückst du deine Fersen fest in den Boden. Diese Dehnung hältst du 2 Sekunden.

3 Dann tippelst du mit deinen Händen wieder nach vorne in die Liegestützposition.

4 Wiederhole die Übung in der ersten Woche 4-mal, in der zweiten Woche 5-mal und in der dritten Woche 6-mal.

DU WILLST NOCH MEHR?

Beuge aus dem aufrechten Stand deinen Oberkörper nach vorne und setze deine Hände auf dem Boden auf. Mach ein paar kleine Schritte nach hinten und drücke die Fersen Richtung Boden, bis sich der Körper in einer Liegestützposition befindet. Beuge die Hüfte und strecke das Gesäß nach oben. Halte deine Beine gestreckt und »laufe« mit den Händen in Richtung Füße. Wenn die maximale Dehnung erreicht ist, hältst du die Position mit gestreckten Beinen 2 Sekunden. Danach gehst du mit den Füßen in die Startposition zurück. Wenn du zusätzlich deinen Oberkörper kräftigen willst, mach vor jedem Handwalk einen Liegestütz.

LUNGE LATERAL MARCHING

Die dynamische Variante der seitlichen Ausfall-schritte ist deutlich anspruchsvoller. Das bringt viel Kraft für die Oberschenkel und den Po und dehnt zugleich die Oberschenkelinnenseite.

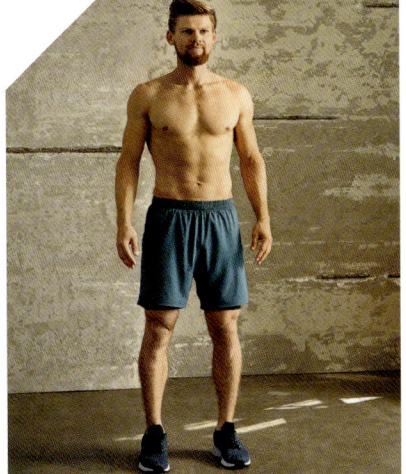

1 Du beginnst im Stehen, die Füße sind parallel und mehr als schulterbreit auseinander. Strecke die Brust heraus und ziehe die Schulterblätter nach hinten unten.

2 Mach einen seitlichen Ausfallschritt nach rechts, verlagere dein Körpergewicht auf das rechte Bein und beuge es um 90 Grad. Dabei hältst du den Rücken gerade und schiebst den Po weit nach hinten unten. Achte darauf, dass dein Knie nicht über die Zehenspitzen hinausragt. Während du das Knie senkst, streckst du gleichzeitig die Arme nach vorne. Halte die Position 2 Sekunden.

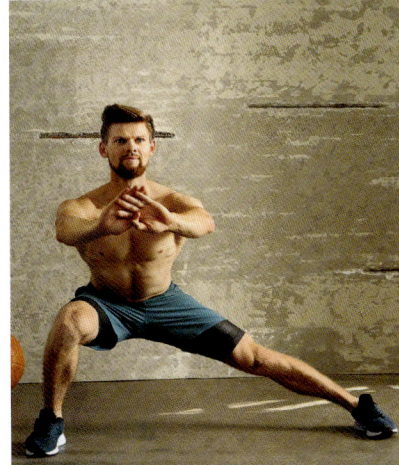

3 Spanne deine rechte Pobacke fest an und drücke dich über das rechte Bein zurück in die Startposition hoch.

4 Wiederhole das Ganze 6-mal pro Seite.

DU WILLST NOCH MEHR?

Lege ein Handtuch unter den rechten Fuß. Wenn du das linke Knie beugst und den Po senkst, gleitest du zugleich mit dem rechten Fuß auf flacher Sohle, mit gestrecktem Bein und aufrechtem Rumpf auf dem Handtuch zur Seite. Gehe so tief wie möglich und halte die Dehnung rechts für 2 Sekunden. Dann drückst du dich aus dem linken Bein zurück nach oben.

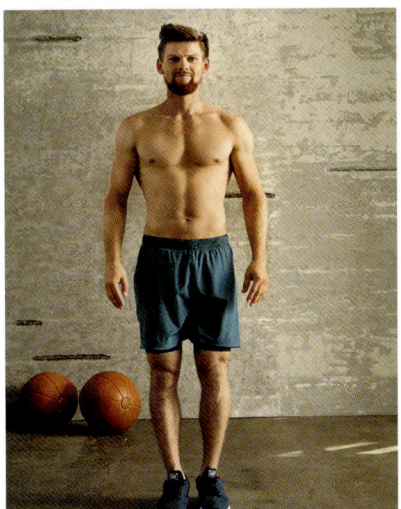

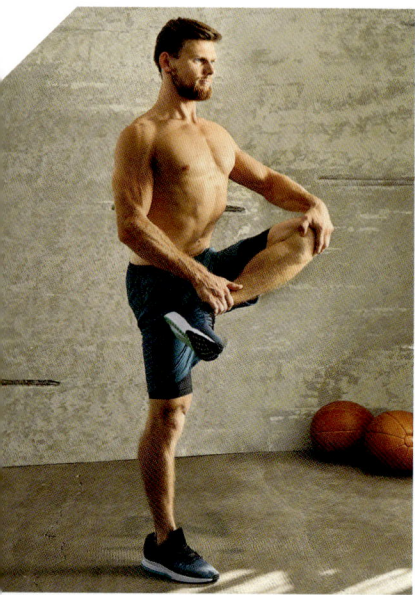

MOVEMENT PREPARATION

LEG CRADLE

Durch die wackelige Position werden deine Stabilisatoren gehörig gefordert. Zugleich dehnst du deine Gesäßmuskulatur im angehobenen Bein und deinen Hüftbeuger im Standbein.

1 Die Übung beginnt im Stehen: Schulterblätter nach hinten unten, Brust herausgestreckt.

2 Ziehe dein linkes Knie zur Brust und greife es mit der linken Hand. Die rechte hält das Sprunggelenk. Versuche, das Schienbein möglichst waagerecht zum Boden zu halten.

3 Ziehe dann Knie und Knöchel gleichzeitig zur Brust, bis du eine Dehnung im Po spürst. Halte den Stretch 2 Sekunden. Strecke dabei dein Standbein durch und spanne den Po auf dieser Seite fest an.

4 Drücke dich mit dem Standbein auf die Zehenspitzen hoch, mach mit dem linken Bein einen kleinen Schritt vorwärts und stell den linken Fuß wieder ab. Dann führst du die Übung gleich wieder auf der anderen Seite aus.

5 Wiederhole die Übung drei Wochen lang 6-mal pro Seite.

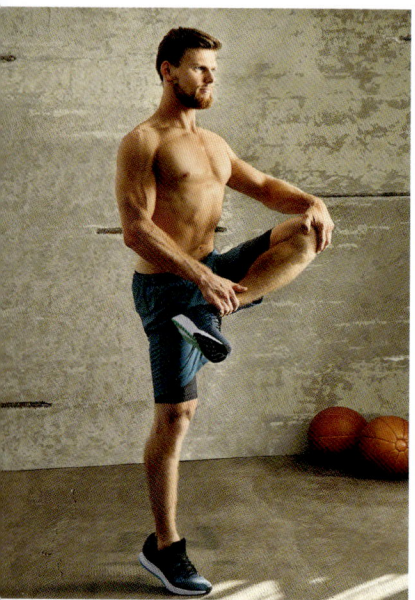

DU WILLST NOCH MEHR?
Platziere den linken Knöchel knapp oberhalb des rechten Knies und mach eine einbeinige Kniebeuge, bis du eine deutliche Dehnung im Gesäß spürst. 2 Sekunden halten und wieder aufrichten.

EXPLOSIVE JUMPS

BOUND LINEAR
Verbessert deine Sprungkraft und deine Balance.

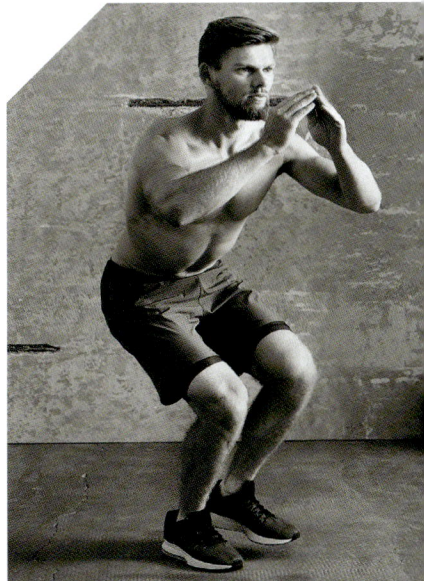

1 Du stehst aufrecht auf dem leicht gebeugten linken Bein.

2 Mach einen Sprung nach vorne und lande sicher auf dem rechten Bein. Fange dein Gewicht bei der Landung ab, indem du Hüft-, Knie- und Sprunggelenk beugst. Finde die Balance und halte sie 3 Sekunden (Bild oben).

3 Das nächste Mal springst du mit rechts ab und landest mit links. Und immer weiter so. Steigere dabei zunächst deine Sprunghöhe und erst dann deine Weite.

4 Wiederholungen: In der ersten Woche 2-mal 4 pro Seite, in der zweiten Woche 2-mal 5 und in der dritten 2-mal 6.

BOUND LATERAL
Und jetzt das Ganze noch mal zur Seite.

1 Dieselbe Ausgangsstellung. Diesmal aber springst du nach rechts. Versuche wieder, die Balance schnell zu finden, und halte die Position 3 Sekunden. Dann springst du zurück nach links – und im Wechsel immer weiter so (Bild unten).

2 Mach so viele Wiederholungen wie beim Bound Linear.

 DU WILLST NOCH MEHR?
Wenn du auf demselben Bein landest, mit dem du abspringst, werden beide Übungen schwieriger. Steigere dich außerdem jeweils erst auf 2-mal 4 Wiederholungen, dann auf 2-mal 5 und schließlich auf 2-mal 6.

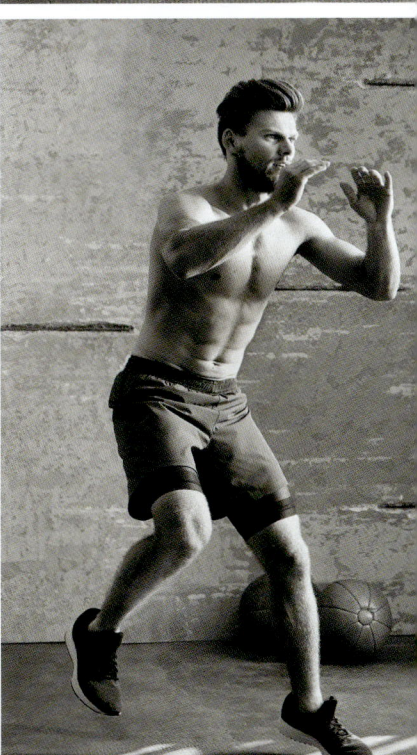

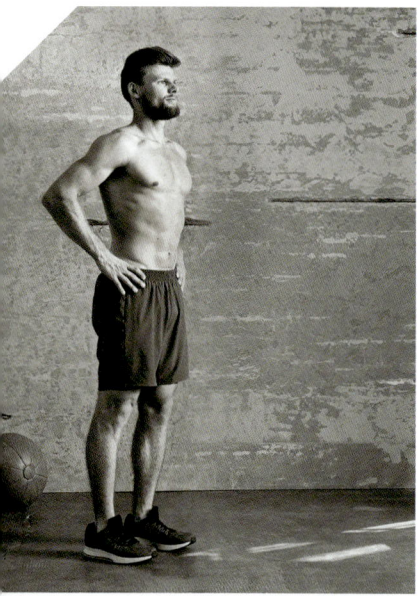

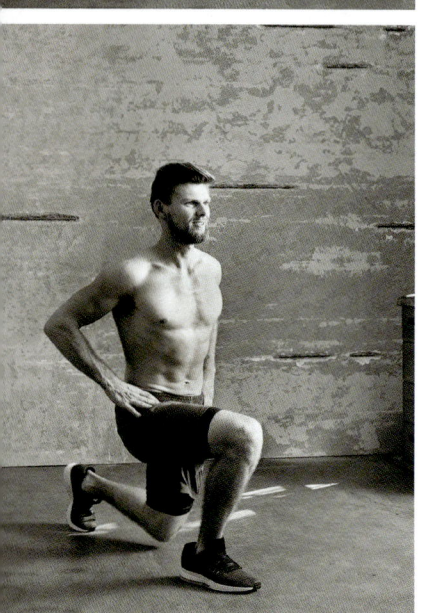

LUNGE FORWARD MEDIUM

Der Ausfallschritt nach vorne stärkt deinen Ober-schenkel und dein Gesäß und fordert deine Balance und Koordination.

1 Du stehst aufrecht, die Hände kannst du in die Hüften stemmen oder mitschwingen lassen. Ziehe die Schulterblätter nach hinten unten und strecke die Brust heraus.

2 Mach einen Ausfallschritt nach vorne. Beuge dabei das vordere Knie und fange mit ihm das Körpergewicht auf. Schiebe es aber nicht über die Zehenspitzen hinaus. Das hin-tere Knie beugst du ebenfalls und hältst es knapp über dem Boden.

3 Drücke dich dynamisch über das vordere Bein zurück in die Startposition ab. Und gleich noch einmal. Absolviere die vorgegebene Wiederholungszahl erst auf der einen, dann auf der anderen Seite.

4 Mach in der ersten Woche 2-mal 10 Wiederholungen pro Seite, in der zweiten Woche 2-mal 12 Wiederholungen und in der dritten Woche 3-mal 15 Wiederholungen.

DU WILLST NOCH MEHR?

Dann nimm ein Gewicht in jede Hand, zum Beispiel eine kleine Wasserflasche. Lass die Arme links und rechts vom Körper herabhängen und führe die Übung ansonsten genauso aus wie gewohnt. **Tipp:** Je höher das Gewicht, desto schwerer die Übung.

STRENGTH - ZIRKEL 1

KNEE TUCK PHYSIOBALL

Eine Übung, die deinen kompletten Körper kräftigt und dir sehr viel Stabilität und Balance abverlangt.

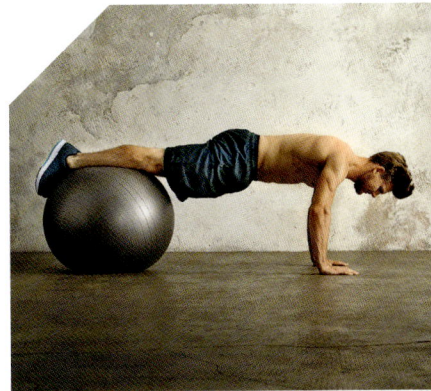

1 Starte in einer Liegestützposition über dem Physioball. Deine Hände befinden sich am Boden, deine Schienbeine auf dem Ball.

2 Ziehe nun beide Knie zur Brust und hebe gleichzeitig dein Gesäß an, bis du mit den Zehenspitzen auf dem Ball stehst.

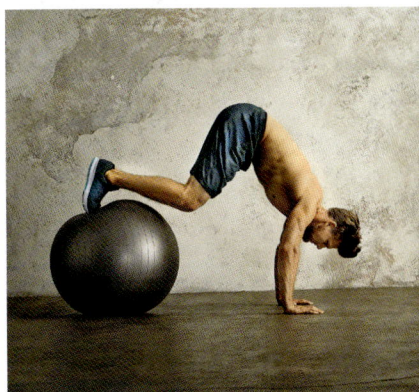

3 Jetzt streckst du deine Beine wieder und kehrst zurück in die Startposition. Wichtig: Aktiviere während der gesamten Übung deine Bauchmuskulatur.

4 Mach in der ersten Woche 2-mal 8 Wiederholungen, in der zweiten Woche 2-mal 10 Wiederholungen und in der dritten Woche 3-mal 12 Wiederholungen.

DU WILLST NOCH MEHR?

Ziehe aus der Ausgangsposition den Ball mit gestreckten Beinen heran und hebe die Hüfte Richtung Decke. Dein Rücken bleibt dabei gerade. Strecke die Hüfte wieder, senke das Gesäß und kehre in die Startposition zurück. Anschließend schiebst du den Körper aktiv aus den Schultern heraus nach hinten über den Physioball, bis die Arme komplett durchgestreckt sind. Spanne die Bauchmuskulatur maximal an, halte die Beine gestreckt und ziehe die Zehenspitzen an. 2 Sekunden halten, dann zurück in die Ausgangsposition.

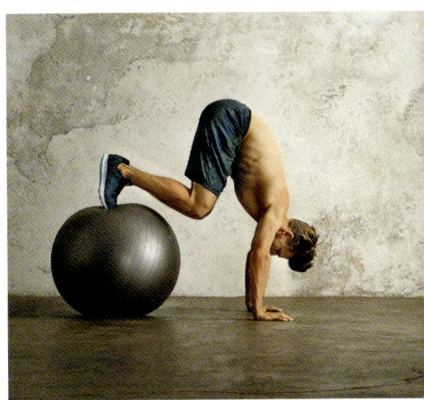

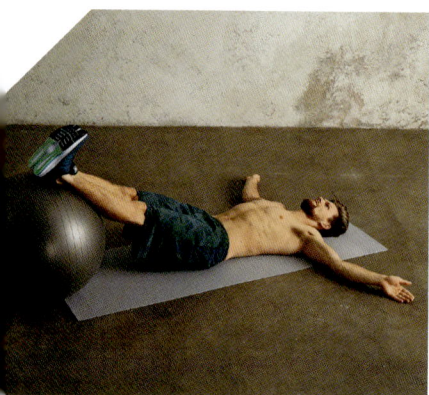

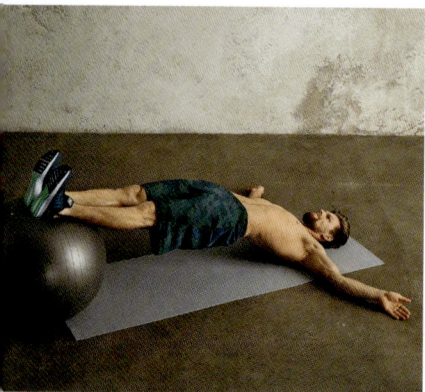

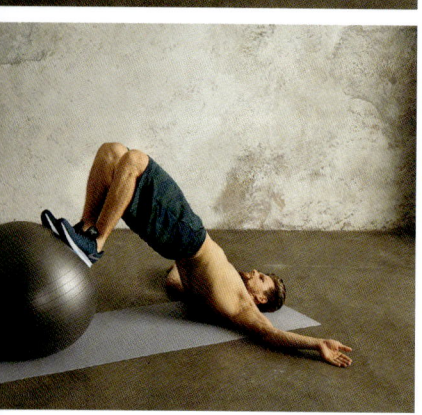

STRENGTH – ZIRKEL 1

LEG CURLS PHYSIOBALL

Die Weiterführung der Brücke auf dem Physioball erfordert viel Balance und Stabilität. Die Übung kräftigt dein Gesäß, die Oberschenkelrückseite und den unteren Rücken.

1 Du startest in Rückenlage. Deine Beine sind gestreckt, die Fersen liegen auf dem Physioball. Die Arme sind seitlich vom Körper gestreckt, die Handflächen zeigen nach oben.

2 Jetzt spannst du das Gesäß an und hebst die Hüfte vom Boden ab, bis der Körper von den Schultern bis zu den Füßen eine Linie bildet.

3 Ziehe nun mit den Füßen den Ball zum Körper heran, während du gleichzeitig die Hüften nach oben drückst. Die Linie Schulter–Hüfte–Knie bleibt immer erhalten.

4 Strecke deine Beine wieder und kehre zurück in die Startposition, ohne die Hüfte ganz auf dem Boden abzusetzen.

5 Mach in der ersten Woche 2-mal 8 Wiederholungen, in der zweiten Woche 2-mal 10 Wiederholungen und in der dritten Woche 3-mal 12 Wiederholungen.

DU WILLST NOCH MEHR?
Bewege den Ball nur mit einem Bein, das andere hältst du angewinkelt in der Luft.

STRENGTH – ZIRKEL 2

PUSH-UP PHYSIO-BALL MEDIUM

Die schwerere Variante des Liegestützes kräftigt Brust, Arme, Schultern und Rumpf und erfordert eine gute Ganzkörperstabilität.

1 Begib dich in eine Liegestützposition über dem Physioball. Die Hände befinden sich am Boden und die Schienbeine auf dem Ball.

2 Beuge deine Arme und senke die Brust zum Boden ab. Spanne dabei die Bauchmuskulatur an und halte den Körper in einer Linie, die Beine bleiben gestreckt. Der Kopf ist gerade in Verlängerung der Halswirbelsäule.

3 Strecke deine Arme wieder und drücke die Brust maximal vom Boden weg.

4 Mach in der ersten Woche 2-mal 10 Wiederholungen, in der zweiten Woche 2-mal 12 Wiederholungen und in der dritten Woche 3-mal 15 Wiederholungen.

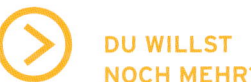

DU WILLST NOCH MEHR?
Dann platziere nur die Zehenspitzen auf dem Ball.

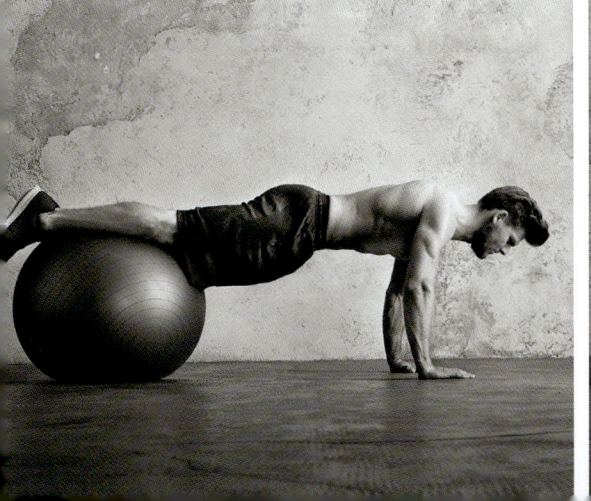
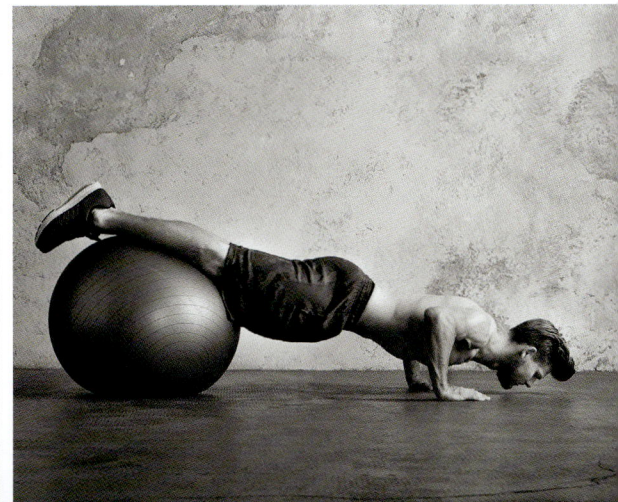

STRENGTH – ZIRKEL 2

RUSSIAN TWIST PHYSIOBALL

Die Rotation im Oberkörper mobilisiert und kräftigt deine komplette Rumpfmuskulatur.

1 Du liegst mit dem Rücken auf dem Physioball, die Schultern befinden sich mittig auf dem Ball. Strecke die Arme nach oben und lege die Handflächen aneinander.

2 Spanne den Po an und hebe dein Becken, bis Hüfte und Oberschenkel horizontal zum Boden sind. Drehe deinen Oberkörper dann mitsamt den gestreckten Armen nach links, bis du seitlich auf den Schultern liegst und die Arme horizontal zum Boden sind. Der Physioball bewegt sich dabei unter deinem Oberkörper in die Gegenrichtung.

3 Drehe den Oberkörper wieder zurück in die Startposition und direkt weiter auf die andere Seite.

4 Mach in der ersten Woche 2-mal 10 Wiederholungen, in der zweiten 2-mal 12 und in der dritten 3-mal 15.

DU WILLST NOCH MEHR?

Dann lege Gewicht drauf! Greife mit beiden Händen eine Wasserflasche oder Hantel und führe die Übung wie gewohnt aus. Auch hier gilt: Je höher das Gewicht, desto schwerer die Übung.

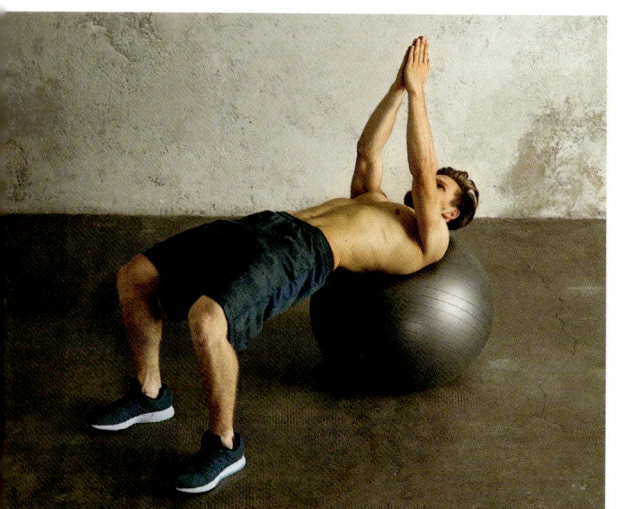

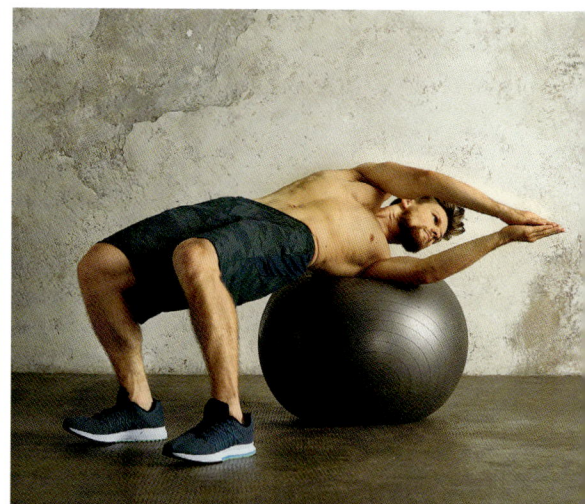

ROWS MEDIUM

Die einbeinige Variante der Ruderübung aus Phase 1 kräftigt den ganzen Körper. Während das Theraband Arme, Schultern und oberen Rücken trainiert, hält dein Standbein die Balance. Dabei werden Oberschenkelrückseite und Gesäß gedehnt und die komplette Beinmuskulatur wird gestärkt.

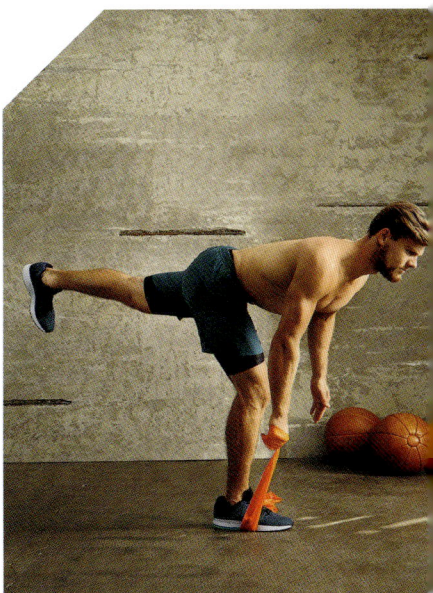

1 Stell dich mit dem rechten Bein mittig auf das Theraband und halte beide Bandenden mit der rechten Hand. Das rechte Bein ist leicht gebeugt, die Schulterblätter sind nach hinten unten gezogen, die Brust ist gestreckt.

2 Senke den Oberkörper und hebe das linke Bein möglichst horizontal zum Boden, um in die Standwaage zu gelangen. Spanne auf der linken Seite (Spielbein) Gesäß und Oberschenkel an und ziehe die Zehenspitzen an.

3 Ziehe nun das rechte Schulterblatt nach hinten unten, der Arm ist dabei noch gestreckt. Erst dann ziehst du mit der rechten Hand das Theraband zur Brust, der Ellbogen geht dabei nahe am Körper vorbei.

4 Halte die Standwaage, bis du die angegebene Anzahl an Wiederholungen absolviert hast: In der ersten Woche 2-mal 8 Wiederholungen, in der zweiten Woche 2-mal 10 Wiederholungen und in der dritten Woche 3-mal 12 Wiederholungen. Dann wechsle die Seite.

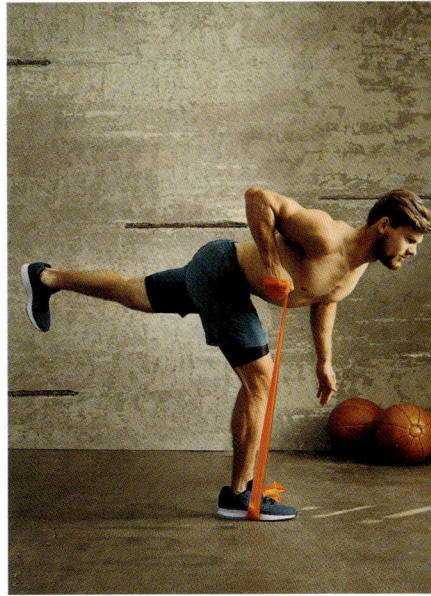

DU WILLST NOCH MEHR?

Bei Standbein rechts wickelst du das Band um die linke Hand und ziehst es mit links – und umgekehrt. Der andere Arm hält währenddessen die Balance, damit du stabil stehst.

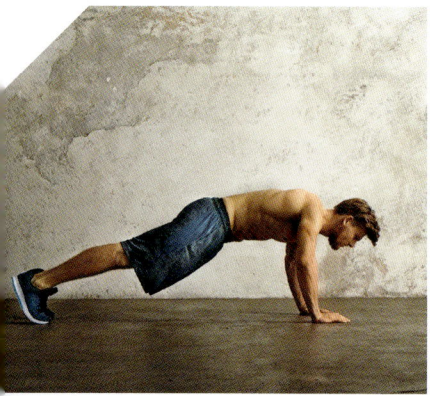

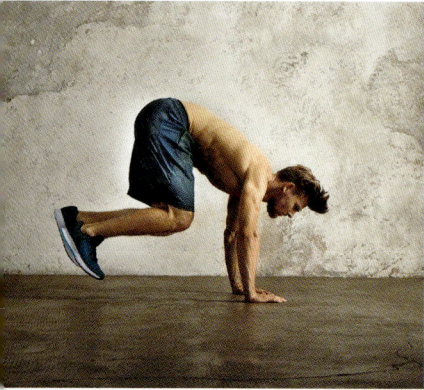

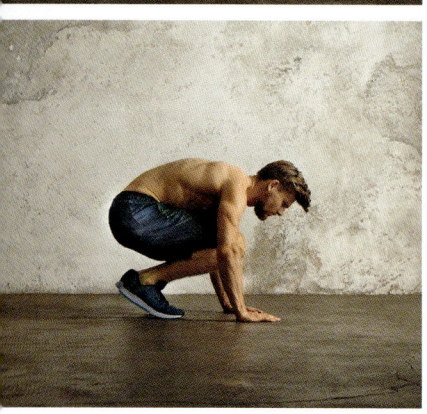

ENDURANCE – HIGH INTENSITY INTERVAL TRAINING

KNEE TUCK JUMPS

Die Hocksprünge in Liegestützposition sind eine Kombination aus Kraft- und Ausdauertraining. Durch den Einsatz aller Muskeln wird dein Puls in die Höhe schnellen.

1 Du startest in der Liegestützposition, Schulterblätter nach hinten unten gezogen, Bauchmuskulatur angespannt.

2 Springe mit beiden Beinen ab und ziehe die Knie zur Brust. Das Gesäß geht dabei nach oben.

3 Danach erfolgt der Absprung nach hinten und die Beine werden wieder gestreckt.

4 Führe die Übung im Wechsel mit den Squat Jumps aus (▶ Seite 59) – in maximaler Geschwindigkeit 4-mal jeweils 20 Sekunden lang. Achte dabei auf eine saubere Ausführung. Mach zwischen den Übungen jedes Mal 10 Sekunden Pause.

DU WILLST NOCH MEHR?

Dann kombiniere die Knee Tuck und Squat Jumps (▶ Seite 59) zu Burpees: Starte im aufrechten und schulterbreiten Stand. Führe eine schnelle Kniebeuge aus, setze die Hände vor dem Körper auf dem Boden auf und springe mit beiden Beinen nach hinten in eine Liegestützposition. Springe sofort wieder in die Hocke zurück und mach einen explosiven Strecksprung. Dabei streckst du Beine und Hüfte, ziehst deine Zehenspitzen an und klatscht über dem Kopf in die Hände. Nach der Landung gehst du sofort wieder in die Hocke und wiederholst den Bewegungsablauf.

Versuche, so viele Burpees wie möglich zu schaffen, ohne dass die saubere Technik leidet – 8-mal je 20 Sekunden mit je 10 Sekunden Pause.

ENDURANCE – HIGH INTENSITY INTERVAL TRAINING

SQUAT JUMPS

Die Sprünge aus der Kniebeuge trainieren gleichermaßen Kraft und Ausdauer. Bein- und Gesäßmuskeln müssen dynamisch und explosiv arbeiten.

1 Du startest im aufrechten Stand mit schulterbreiter Fußstellung. Die Hände sind hinter dem Kopf verschränkt.

2 Beuge Hüfte und Knie, bis die Oberschenkel parallel zum Boden sind. Senke dabei dein Gesäß nach hinten unten.

3 Am tiefsten Punkt angelangt springst du sofort explosiv nach oben ab bis in die komplette Körperstreckung. Die Zehenspitzen ziehst du in der Luft an.

4 Lande sanft und begib dich sofort wieder nach unten in die Kniebeugeposition.

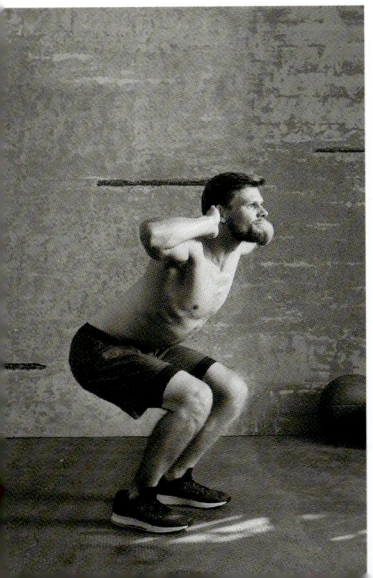
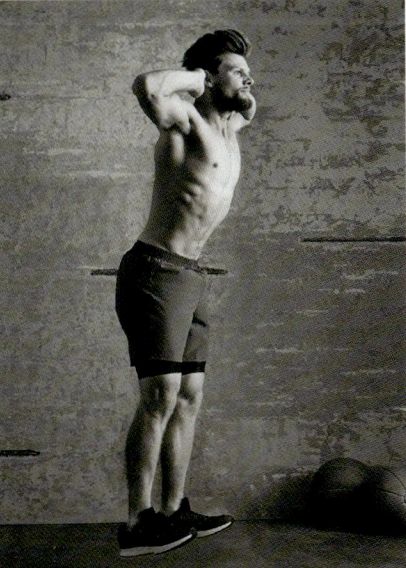
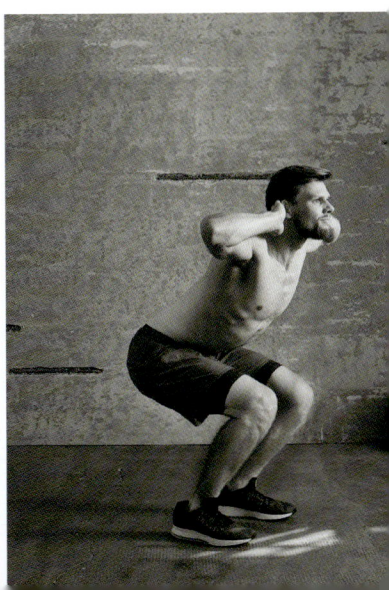

REGISTER

3-Wochen-Pläne 10

A/C
Abnehmen 7, 13
Aufwärmen 10 f.
Ausdauertraining 13
Ausrüstung 12
Core 6

E
Eiweiß 12 f.
Eiweißshake 12
Endurance – High Intensity Interval
    Training 11 f.
Energienachschub 12 f.
Energieumsatz 7
Ernährung 13
Explosive Jumps 9, 11

F
Faszien 13
Freizeitsport 8
Funktionelles Training 6, 8 f.

G
Ganzkörpertraining 6, 9
Gelenkschutz 8
Gerätetraining 6, 9
Gesundheit 7 f.
Glückshormone 7

I/K
Intervall-Krafttraining 10
Intervalltraining 11 f.
Kalorienbedarf 13
Kohlenhydrate 13
Krafttraining 11

L/M
Leistungssport 8
Leistungsverbesserung 8
Low-Carb-Diät 13
Movement Preparation 9, 11
Muskelkater 12
Muskelkette 9

P/R
Prävention 7
Prevention 9 ff.
Range of Motion 11
Regeneration 12 f.
Rehabilitation 7
Rückenschmerzen 7

S
Schmerzen 7 f.
Sprungkraftübungen 11
Strength 10 f.
Stress 7
Stretching 11

T
Tiefenmuskulatur 6 f., 9
Trainingsaufbau 9 f.
Trainingsdauer 8
Trainingshäufigkeit 8
Trainingsphasen 10 ff., 16 ff., 38 ff.

U/V
Übertraining 9
Verletzungsgefahr 9

W/Z
Warm-Kalt-Dusche 13
Zeitaufwand 9

DIE ÜBUNGEN

B

Bound Lateral 51
Bound Lateral Miniband 31
Bound Linear 51
Bound Linear Miniband 30
Bridge Physioball Easy 22
Bridge Physioball Medium 46
Bridge One Leg 34

C

Crunch Physioball 32

D

Dead Bug Easy 20
Dead Bug with Arms 44

H

Handwalk 48
Hip Crossover Easy 23
Hip Crossover Medium 45

I

Inverted Hamstring Stretch 27

K

Knee Tuck Jumps 58
Knee Tuck Physioball 53

L

Leg Cradle 50
Leg Curls Physioball 54
Lunge Backward Easy 32
Lunge Backward Medium 47
Lunge Forward Easy 26
Lunge Forward Medium 52
Lunge Lateral Marching 49
Lunge Lateral Static 28

M

Miniband Straight Knee 41
Mountain Climber 36

P

Plank Frontal 21
Plank Lateral 21
Plank Lateral Dynamic 43
Plank Spiderman 42
Push-up Physioball Easy 33
Push-up Physioball Medium 55

Q

Quadriceps Stretch 29
Quadruped Rocking 19
Quarter Squat Jumps 37

R

Reach and Roll Physioball 40
Rows Easy 35
Rows Medium 57
Russian Twist Physioball 56

S

Side Rolls Physioball 35
Squat Jumps 59

T

T-Armlift 18
The World's Longest Stretch 24

Y

Y-Armlift 18

BÜCHER UND ADRESSEN, DIE WEITERHELFEN

BÜCHER

Bertram, Oliver: *Das Men's Health Workout ohne Geräte.* Südwest, München

Cohen, Jennifer/Colino, Stacey: *Strong ist the new skinny.* GRÄFE UND UNZER VERLAG, München

Cook, Gray: *Der perfekte Athlet.* Riva Verlag, München

Dos Remedios, Robert: *Mehr Muskeln, weniger Fett.* Riva Verlag, München

Fischer, Alex/Zippel, Christian: *Animal Moves.* GRÄFE UND UNZER VERLAG, München

Froböse, Ingo: *Das Muskelworkout.* GRÄFE UND UNZER VERLAG, München

Jahoda, Roman/Mitterbauer, Gerald: *Complex Core. Rumpfstabilisation in Training und Therapie.* Jahoda Sports, Salzburg

Kurth, Valirie/Mouroum, Marie: *Slim Kick.* GRÄFE UND UNZER VERLAG, München

Starrett, Kelly/Cordoza, Glen: *Werde ein geschmeidiger Leopard. Die sportliche Leistung verbessern, Verletzungen vermeiden und Schmerzen lindern.* Riva Verlag, München

Tschirner, Thorsten: *Das 8-Minuten-Muskel-Workout ohne Geräte (mit DVD).* GRÄFE UND UNZER VERLAG, München

INTERNETADRESSEN

www.maximum-performance.net
Internetauftritt der beiden Autoren. Hier findest du unter anderem Infos zum Trainingskonzept und Trainingsvideos.

www.functional-training-magazin.de
Viel Wissenswertes rund um Functional und Athletik Training, dazu ausführliche Informationen zum Beispiel zu Faszien, gesunder Ernährung und Rehabilitation.

Mehr Energie, mehr Wohlbefinden!

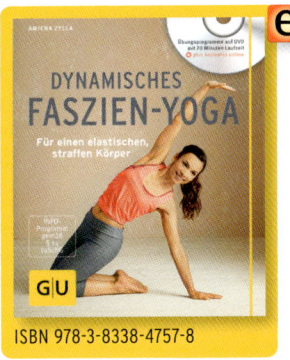
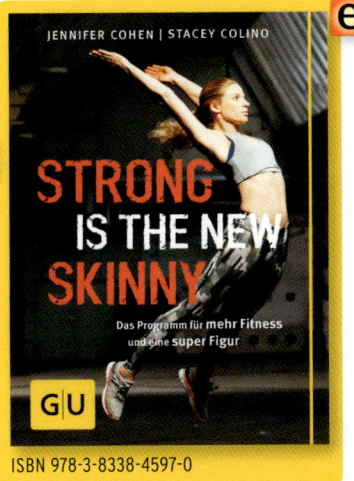
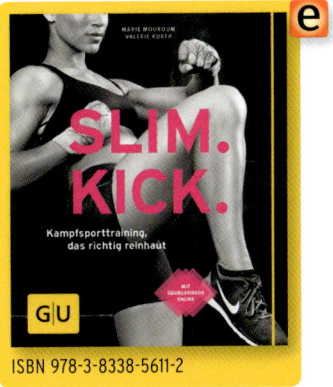
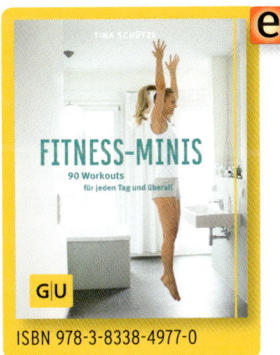
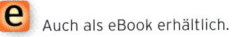
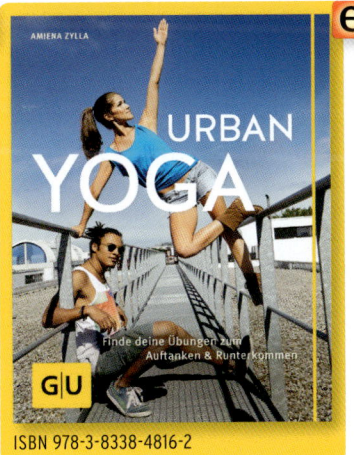
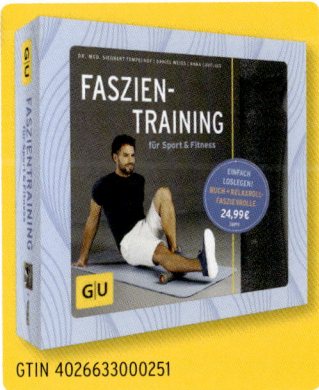
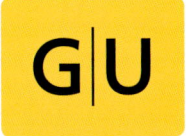

IMPRESSUM

Projektleitung:
Lea Steinhäuser
Lektorat: Sylvie Hinderberger
Bildredaktion:
Henrike Schechter
Layout: independent Medien-Design GmbH, Horst Moser, München
Umschlaggestaltung: h3a Mediengestaltung und Produktion GmbH, Andreas Grassinger, München
Herstellung:
Susanne Mühldorfer
Satz: Christopher Hammond
Reproduktion:
medienprinzen, München
Druck und Bindung:
Schreckhase, Spangenberg

ISBN 978-3-8338-5895-6

1. Auflage 2017

BILDNACHWEIS

Fotoproduktion:
Johannes Rodach
Weitere Abbildungen: Cover: Getty Images
Syndication:
www.seasons.agency
Ein Unternehmensbereich der StockFood GmbH, Tumblingerstr. 32, 80337 München
Videoproduktion:
DOMAR Film GmbH

WICHTIGER HINWEIS

Die Inhalte des vorliegenden Buches und der zugehörigen Übungsvideos wurden mit größtmöglicher Sorgfalt erstellt und haben sich in der Praxis bewährt. Alle Leserinnen und Leser sind jedoch aufgefordert, selbst zu entscheiden, ob und inwieweit sie die Übungen und Anleitungen umsetzen wollen und können. Lassen Sie sich in Zweifelsfällen zuvor von einem Arzt beraten. Weder Autoren noch Verlag können für eventuelle Nachteile oder Schäden, die aus den im Buch und in den Videos gegebenen praktischen Hinweisen resultieren, eine Haftung übernehmen.

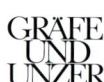

GRÄFE UND UNZER

Ein Unternehmen der
GANSKE VERLAGSGRUPPE

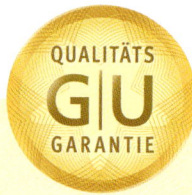

QUALITÄTS GU GARANTIE

Liebe Leserin, lieber Leser,
haben wir Ihre Erwartungen erfüllt? Sind Sie mit diesem Buch zufrieden? Haben Sie weitere Fragen zu diesem Thema? Wir freuen uns auf Ihre Rückmeldung, auf Lob, Kritik und Anregungen, damit wir für Sie immer besser werden können.

GRÄFE UND UNZER Verlag
Leserservice
Postfach 86 03 13
81630 München
E-Mail:
leserservice@graefe-und-unzer.de

Telefon: 00800 / 72 37 33 33*
Telefax: 00800 / 50 12 05 44*
Mo–Do: 9.00 – 17.00 Uhr
Fr: 9.00 – 16.00 Uhr
(* gebührenfrei in D, A, CH)

Ihr GRÄFE UND UNZER Verlag
Der erste Ratgeberverlag – seit 1722.

Die GU-Homepage finden Sie unter www.gu.de

f www.facebook.com/gu.verlag